D1724061

ProCog-SEP

Un programme pour mieux comprendre les troubles cognitifs dans la Sclérose en Plaques et en réduire l'impact au quotidien.

Les auteurs :

Hélène Brissart est Neuropsychologue au CHRU de Nancy, Docteur en Psychologie. Elle intervient dans l'évaluation et la prise en charge cognitive de patients présentant une pathologie neurologique. Elle participe aux travaux de recherche de l'UMR 7039 CNRS (Université de Lorraine). Elle est chargée de cours à l'Université de Strasbourg et à l'Université de Lorraine.

Marianne Leroy est Neuropsychologue au cabinet libéral pluridisciplinaire Alexis Boitout et collaborateurs à Rouen. Elle intervient dans l'évaluation et la prise en charge des difficultés cognitives / comportementales majoritairement d'enfants (dès 2-3 ans) et adolescents (difficultés d'apprentissage, d'attention, d'ajustement social... dans le cadre ou non de pathologies neurologiques, génétiques ou lésions cérébrales) mais également d'adultes cérébrolésés ou en questionnement ainsi que de personnes âgées (vieillissement normal ou pathologique).

ProCog SEP

Un programme
pour mieux comprendre
les troubles cognitifs
dans la Sclérose en Plaques
et en réduire l'impact au quotidien

La petite fabrique

Préface

Le document qui vous est présenté ici est une référence.

Il aborde la difficile question des troubles cognitifs chez les personnes atteintes de Sclérose en plaques (SEP) sous une forme didactique, à la fois simple et complète.

Hélène Brissart et Marianne Leroy, les coordinatrices de ce document, ont une vaste expérience dans le domaine en associant de solides bases théoriques mais aussi, et surtout, très pratiques. Après avoir survolé les principaux éléments épidémiologiques, cliniques et thérapeutiques de cette maladie, ce livre vous permettra de vous faire votre opinion sur l'analyse des troubles cognitifs de la SEP, sur leur fréquence, leurs caractéristiques et leurs évolutions temporelles sans oublier les aspects abordés en psychologie clinique comme les troubles thymiques et émotionnels.

Ce travail a comme objectif principal de présenter les séances d'exercices que les auteures ont dénommées ProCog-SEP comme un Programme d'aide à la prise en charge des troubles Cognitifs au cours d'une SEP.

Les séances d'exercices ProCog-SEP ont été conçues et validées récemment par un essai clinique référencé pour être proposées à des personnes présentant une atteinte cognitive légère à modérée, centrée par des gênes sur la mémoire épisodique verbale, la mémoire de travail, ou sur les fonctions exécutives et attentionnelles. Ces séances sont présentées sous forme d'ateliers très pratiques et accessibles à un grand nombre.

Les troubles cognitifs de la SEP ont des conséquences insoupçonnées chez les personnes, chez leur entourage et aussi leurs employeurs. Les répercussions de ces difficultés « invisibles » pour la plupart sont énormes. Et pourtant elles sont source de grande difficulté dans la vie quotidienne. Une personne nous racontera sa difficulté à continuer d'être aussi efficace dans son milieu professionnel en oubliant des tâches, des missions, et souffrant de sa lenteur à acquérir de nouvelles compétences. Une autre se plaindra d'avoir l'impression d'être ostracisée ou mise à l'écart de ses collègues car moins efficace qu'eux.

D'autres encore parce que les multiples occupations que la vie actuelle nous impose ne sont plus faites comme précédemment. Une course, un coup de téléphone, une visite seront oubliés. Avec son cortège de critiques des proches qui ne se rendent pas compte ce qui se passe dans le cerveau du conjoint ou du parent. Le recours aux post-it devient nécessaire, pouvant être vécu de façon ludique mais pas toujours lorsque culpabilité, dévalorisation, complexes apparaissent.

Les traitements médicamenteux, au jour où cet éditorial est écrit, n'ont jamais apporté une aide sur ce type de symptômes aux personnes atteintes de SEP. De ce fait, les méthodes non médicamenteuses restent la référence.

Que ce document permette d'aider certaines personnes serait un magnifique cadeau.

Pr Marc Debouverie
Chef de Pôle Neuro-Tête-Cou
CHRU de Nancy

Sommaire

Partie 2. Séances d'exercices ProCog-SEP

Séances d'exercices version thérapeute avec solutions et conseils psychoéducatifs

1. La sclérose en plaques : les points clés

Dr Marion Selton, Pr Marc Debouverie

Service de Neurologie, CHRU Nancy

La Sclérose en Plaques (SEP) est l'affection inflammatoire la plus fréquente du système nerveux. Elle est caractérisée par une destruction aiguë et/ou progressive de la myéline et de l'axone. Cette destruction est à l'origine des symptômes, par le biais d'un trouble de la conduction nerveuse transitoire ou définitif.

1.1 Généralités et épidémiologie

Décrite initialement par Charcot en 1868, la SEP est une pathologie auto-immune et inflammatoire du système nerveux central (SNC) atteignant la substance blanche. Elle résulte d'épisodes récurrents et intermittents d'inflammation conduisant à une démyélinisation ainsi qu'à des perturbations axonales au niveau du cerveau, des nerfs optiques et du cordon médullaire (Bishop & Rumrill, 2015). Les premiers symptômes apparaissent le plus souvent entre 20 et 40 ans avec une prédominance féminine (Noseworthy *et al.*, 2000). Il s'agit actuellement de la première cause de handicap sévère non traumatique chez l'adulte jeune (McFarlin DE, McFarland HF 1982 a et b). La prévalence mondiale est estimée à 2.3 millions de patients (Bishop & Rumrill, 2015). D'après l'étude de Foulon et al. en 2012, 99123 personnes sont touchées en France. Il existe un gradient Nord-Sud de cette pathologie, avec pour les régions françaises extrêmes, en Lorraine une prévalence de 220.2 cas pour 100 000 habitants en 2012 comparativement à la prévalence de la SEP en Aquitaine estimée à 137.1 pour 100 000 habitants (Foulon S *et al.*, 2017). L'incidence annuelle en Lorraine était estimée à plus de 8 cas pour 100 000 habitants (El Adssi et al., 2012). Cette inhomogénéité de prévalence se retrouve aussi au niveau mondial, avec une prévalence de SEP plus élevée dans les pays occidentaux. Cette différence tend à s'amender en cas d'immigration avec un risque de développer une SEP qui serait similaire à celui des habitants du pays dans lequel l'immigration s'est effectuée (Bishop & Rumrill, 2015).

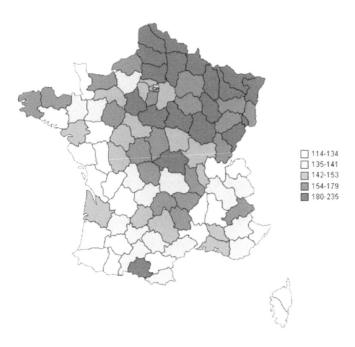

Figure 1 : Estimation de la prevalence de la sep dans chaque departement en france (nombre de cas pour 100 000 habitants), d'apres foulon *et al.*

1.2 Physiopathologie

L'association d'une démyélinisation active et de la dégénérescence neuronale (du cerveau et du cordon médullaire) est associée à la présence d'un infiltrat inflammatoire périvasculaire et parenchymateux, composé de lymphocytes B, de lymphocytes T (CD4, CD8 et régulateurs) et de macrophages. Ces médiateurs inflammatoires bloquent la conduction nerveuse au niveau des nœuds de Ranvier. On retrouve aussi une dégénérescence axonale secondaire, probablement responsable du handicap des patients (Trapp *et al.*,1998).

Initialement, la SEP était classiquement considérée comme une pathologie médiée principalement par les LT CD4+. La sous population Th1 a été la première impliquée dans la physiopathologie de la maladie. Dans les modèles animaux, la réponse immunitaire était principalement médiée par les CD4+ Th1, comme en témoignait la présence d'interféron γ (IFN γ) dans les lésions.

L'activation de la voie Th2, voie anti inflammatoire et donc protectrice de la SEP, a aussi été démontrée avec la production de cytokines de type IL-4, IL-5 et IL-10, ainsi que la présence d'une action des LT Th17, avec une production de LT Th17 plus importante, particulièrement dans les lésions actives ou en bordure des lésions chroniques actives.

Les LT CD8+ sont retrouvés au sein des lésions de SEP en plus grande proportion que les CD4+. Au début de la maladie, le Liquide Cérébro Spinal (analysé à l'aide d'une ponction lombaire) suggère un rôle important de ceux-ci dans le développement de la maladie. De plus, il a été montré une corrélation entre le nombre de CD8+ présents dans les lésions et les atteintes axonales.

Le rôle des LB dans la physiopathologie a longtemps été discuté, mais est maintenant bien reconnu et prouvé par la présence de bandes oligoclonales d'immunoglobulines dans le LCR. On observe plus de LB et d'anticorps dans les lésions actives qu'inactives. En dehors de leur production d'anticorps via leur différenciation en plasmocytes, ils remplissent aussi la fonction de présenter des antigènes aux LT (Salou *et al.,2013*).

En 2018, Machado-Santos et al. mettent en évidence la prédominance des lymphocytes T (LT) CD8+ par rapport aux LT CD4+, quelle que soit la durée d'évolution de la pathologie et le type d'évolution. Cette étude a mis en évidence l'importance des LT CD8+ et des LB, qui peuvent se réactiver et maintenir la réponse inflammatoire lorsqu'ils sont à nouveau exposés à certains antigènes (Machado-Santos *et al.,2018*).

Par conséquent, une cascade de phénomènes immunologiques débute, impliquant l'attraction des macrophages, la microglie et les LT CD8+, ainsi que les cellules plasmatiques produisant les anticorps anti-myéline. Ces différents mécanismes conduisent à la démyélinisation et à des atteintes irréversible à type de perte axonale et de gliose (Linker *et al.,2008*).

Par la suite, une remyélinisation spontanée est possible. La myéline néoformée est moins épaisse que la myéline initiale, et la longueur inter nodale plus courte par rapport aux fibres normalement myélinisées. Cette nouvelle myéline est fonctionnelle, correspondant à la rémission clinique.

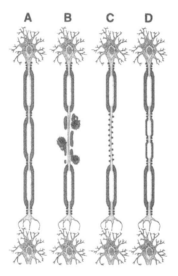

a) Fibre normalement myelinisee

b) Demyelinisation au cours d'un processus inflammatoire avec bloc de conduction

c) Redistribution des canaux sodiques dependants

d) Remyelinisation avec distance inter nodale raccourcie

Figure 7 : Processus de demyelinisation et remielinisation dans la sep. D'apres trapp et al., 1999

1.3 Aspects cliniques

Les symptômes cliniques pouvant être observés sont nombreux et variés. A l'étage médullaire, la présentation la plus commune est l'atteinte du cordon postérieur, responsable cliniquement d'un signe de Lhermitte et d'une atteinte sensitive. On observe aussi une atteinte motrice, sensitivo-motrice ou encore d'une atteinte vésico-sphinctérienne, selon le niveau atteint. Une myélopathie progressive peut s'installer, plutôt en rapport avec une forme progressive de la maladie, associée généralement à une fatigabilité, une spasticité ainsi que des troubles de l'équilibre et des troubles génito-sphinctériens.

A l'étage encéphalique, la présence d'une neuropathie optique rétrobulbaire, caractérisée par une baisse de l'acuité visuelle unilatérale rapidement progressive, associée à des troubles de la vision des couleurs, des douleurs périorbitaires ainsi qu'un déficit pupillaire afférent (signe de Marcus Gunn), doit faire évoquer une SEP après réalisation d'un examen ophtalmologique permettant d'éliminer les diagnostics différentiels. Une atteinte cérébelleuse avec présence d'une diplopie secondaire à une ophtalmoplégie internucléaire (uni ou bilatérale) est aussi très évocatrice d'une pathologie inflammatoire du SNC. Devant cette symptomatologie, il convient de rechercher d'autres symptômes évocateurs, tels qu'une ataxie, la présence de vertiges, un nystagmus ou encore une atteinte de la VIème paire crânienne (Miller *et al.,2012*).

L'atteinte hémisphérique cérébrale est plus rare, se présentant comme une atteinte motrice pure ou encore sensitivomotrice, et nécessite l'élimination de diagnostics différentiels avant d'émettre l'hypothèse inflammatoire.

Plus rarement, d'autres symptômes peuvent être présents initialement dans l'histoire de la pathologie inflammatoire, de localisation plus difficile. On retiendra les spasmes toniques, l'apparition d'une dysarthrie, la présence de troubles de la marche ou de l'équilibre isolés, ou encore l'occurrence de crises d'épilepsie (Miller *et al.,2012*).

Enfin, certains symptômes ne peuvent être reliés à une localisation précise et résultent d'une atteinte plus globale, telle que l'atteinte cognitive, la fatigue chronique ou encore des douleurs chroniques. Ces symptômes font partie des plaintes principales des patients, avec les conséquences socio-professionnelles en rapport.

1.4 Aspects paracliniques

1.4.1 Données de l'imagerie

Initialement décrit en 1980, le lien entre physiopathologie de la SEP et imagerie neurologique a évolué avec le temps. Depuis 2001, les données recueillies en imagerie par résonnance magnétique (IRM) sont incluses dans les critères diagnostiques de SEP (McDonald *et al.,2001*). La démyélinisation du SNC se présente, en IRM, comme un hypersignal ovoïde (appelé « plaques ») en séquence T2 et fluid attenuation inversion recovery (FLAIR), typiquement décrit perpendiculaire à l'axe des ventricules et dans l'axe des espaces péri-vasculaires. Durant les 4 à 6 premières semaines suivant l'apparition de ces « plaques » de démyélinisation, celles-ci sont rehaussées à l'injection de produit de contraste, ce qui résulte de l'inflammation péri-vasculaire et de l'atteinte de la barrière hémato-encéphalique. Lorsque cette phase aigüe est résolue, la prise de contraste disparait, signant la diminution de l'œdème inflammatoire et l'initiation de la remyélinisation (Chen *et al.,2016*), alors que l'hypersignal T2/FLAIR persiste. Certaines de ces plaques évolueront en hyposignaux T1 permanents, appelés « black holes », représentant la perte axonale et associés à une majoration de l'invalidité.

Certaines localisations cérébrales sont préférentiellement atteintes dans la SEP, et peuvent permettre de poser cette hypothèse diagnostique. Une des premières localisations est la présence de plaques en périventriculaire, s'étendant le long des veines périvasculaires à travers le corps calleux, prenant un aspect appelé en « doigt de Dawson ». La présence d'une atteinte de la substance blanche attenante aux cornes temporales ou en aspect de « crêtes de coq » par rapport aux ventricules est très évocatrice de SEP. Ces miroirs de la démyélinisation peuvent aussi se trouver en localisation juxta-corticale, ce qui constitue un des sites spécifiques de SEP, ainsi qu'en intra-tentoriel (incluant le plancher du IVème ventricule, les pédoncules cérébelleux ainsi que le pont) et au niveau médullaire (préférentiellement au niveau cervical ou du cône médullaire, situé en position postéro-latérale et ne dépassant pas la hauteur de deux vertèbres) (Chen *et al.,2016*).

Les critères d'imagerie de la SEP sont régulièrement révisés afin de pouvoir affiner le diagnostic radiologique de SEP. En 2015, de nouvelles recommandations éditées par le groupe MAGNIMS (Magnetic Imaging In Multiple Sclerosis) ont vu le jour afin d'évaluer les données les plus spécifiques à la pathologie (Filippi *et al.,2016*). Ces critères ne rentrent pas forcément dans les critères diagnostiques de la SEP, mais doivent faire supposer l'hypothèse auto-immune, comprennent la présence d'au moins 3 lésions périventriculaires, la présence d'inflammation radiologique au niveau du nerf optique ou encore la localisation corticale des lésions (Filippi *et al.,2016*).

1.4.2. Données de la ponction lombaire

Longtemps absente des critères diagnostiques (à part dans la forme primaire progressive), la réalisation systématique d'une ponction lombaire a été fortement débattue. En 1983, Poser *et al.* considèrent que la présence de synthèse d'immunoglobulines G (IgG) ou une distribution oligoclonale des IgG dans le liquide céphalorachidien (LCR) est un argument supplémentaire pour poser le diagnostic de SEP (Poser *et al.,1983*), en l'absence de diagnostic différentiel (infectieux principalement).

Critères diagnostiques

Les critères diagnostiques de la SEP ont été révisés de nombreuses fois. Les premiers critères émanent de Poser et al. en 1998, présentant une maladie se divisant en 5 sous catégories : cliniquement définie, biologiquement définie, cliniquement probable, biologiquement probable ou encore suspectée (Poser *et al.,1983*). Ces critères sont progressivement modifiés en 2001, 2005, 2010 (McDonald *et al.,2001*; Polman *et al.,2005* ; Polman *et al.,2011*) , et de nouveaux critères ont été proposés et validés en 2017 (Thompson *et al.,2018*).

Les critères de 2010 décrivent les éléments nécessaires pour définir :

- la dissémination spatiale (DIS) : plus d'une lésion T2 dans au moins deux territoires des 4 territoires du SNC caractéristiques de la SEP

- la dissémination temporelle (DIT) : apparition d'une nouvelle lésion T2 et/ou une lésion prenant le contraste sur une IRM de suivi quelque soit le moment de l'IRM initiale, ou la présence simultanée de lésions asymptomatiques et rehaussées et non rehaussées parle gadolinium(Polman *et al.,2011*).

En parallèle, le concept de syndrome cliniquement isolé (CIS) est défini par un premier épisode de démyélinisation d'origine inflammatoire touchant le SNC, en l'absence d'anomalie à l'imagerie cérébrale. A l'inverse, un syndrome radiologiquement isolé (RIS) représente la découverte fortuite, à l'imagerie cérébrale, de lésions de démyélinisation en l'absence de symptôme clinique (Polman *et al.,2011*). Avec les critères de 2017, la présence d'un syndrome cliniquement isolé associé à des critères cliniques et/ou IRM de dissémination spatiale permet de poser le diagnostic de SEP en cas de présence d'au moins deux bandes oligoclonales à la ponction lombaire, en l'absence de diagnostic différentiel. De plus, les lésions IRM symptomatiques et asymptomatiques sont prises en compte, ainsi que les lésions corticales (Thompson *et al.,2018*).

	Nombre de lésions symptomatiques	Données supplémentaires nécessaires
≥ 2 symptômes cliniques	≥ 2 lésions symptomatiques	Aucune
≥ 2 symptômes cliniques	1	DIS dans un autre territoire (clinique ou radiologique)
1 symptôme clinique	≥ 2	DIT (clinique/ radiologique/BOC)
1 symptôme clinique	1	DIS dans un autre territoire (clinique ou radiologique) et DIT (clinique/radiologique/ BOC)

Figure 3 : Diagnostic de sep d'apres les criteres de mcdonald 2017.D'apres thompson et al, 2018

1.5 Evolution et handicap

Une poussée de SEP correspond à l'apparition de nouveaux symptômes ou l'aggravation de symptômes préexistants, d'une durée de plus de 24 heures, en l'absence de fièvre ou de problème infectieux associé. En cas d'hyperthermie, un phénomène d'Uhthoff peut apparaitre, correspondant à l'apparition ou la réapparition d'un signe neurologique (plutôt visuel). Ce phénomène est secondaire au blocage de la conduction de l'influx nerveux au sein des fibres démyélinisées, résolutif à l'arrêt de l'hyperthermie.

En 1996, Lublin and Reingold décrivent différents types d'évolution : Récurrente-Rémittente (RR), Primaire-Progressive (PP), Secondairement Progressive (SP) et Récurrente-Progressive (RP) (Lublin & Reingold,

1996). Une SEP RR est définie par une succession de poussées et de rémissions, avec ou sans séquelles. A l'opposé, la SEP PP correspond à une maladie progressive dès le début, avec une période de plateau possible. Entre les deux est définie la SEP SP, débutant par une SEP RR puis évoluant dans le temps vers une forme progressive. Enfin, la forme RP n'avait pas fait consensus par rapport à sa définition, et a progressivement été oubliée.

Ces critères sont révisés en 2013 par Lublin *et al.*, avec instauration de la définition des formes actives et non actives, avec ou sans progression.

Une maladie progressive est définie par une aggravation continue des troubles neurologiques cliniques, sans récupération. Au niveau de l'activité de la maladie, celle-ci peut être définie cliniquement par la présence de poussées, ou radiologiquement par l'apparition de nouvelles lésions. Ces concepts sont importants pour le choix des thérapies utilisées.

La notion de handicap est importante dans cette pathologie. Il existe une échelle de cotation, l'Expanded Disability Status Scale (EDSS), définie par Kurtzke en 1983. Il s'agit d'une échelle de cotation combinant des facteurs fonctionnels (fonction pyramidale, fonction cérébelleuse, fonction du tronc cérébral, fonction sensitive, transit intestinal et fonction urinaire, fonction visuelle, fonction cérébrale) et la marche. Utilisée en pratique courante ainsi que dans de nombreuses études, cette échelle de cotation est étendue de 0.0 (examen neurologique normal) à 10.0 (décès du patient secondaire à la SEP). On retiendra comme valeurs importantes les scores de 3.0 (handicap modéré mais ambulatoire), 6.0 (utilisation d'une aide unilatérale pour marcher 100m) et 7.0 (patient essentiellement confiné au fauteuil roulant).

En 2010, Leray *et al.* émettent l'hypothèse que la progression du handicap évolue en deux phases : une première jusqu'à EDSS 3.0 probablement dépendante de l'inflammation locale, et la deuxième après l'EDSS

3.0 jusqu'à EDSS 6.0 commune à tous les patients, indépendante de l'évolution initiale de la pathologie.

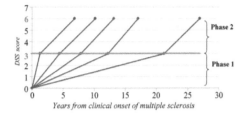

Figure 5 : Evolution clinique de la maladie selon l'edss. D'apres leray et al., 2010(26)

Si l'on prend en compte cette hypothèse, il parait donc important de retarder l'apparition du niveau de handicap irréversible 3.0, ce qui sous-entend un diagnostic initial le plus précoce possible avec mise en route d'un traitement spécifique dès les premiers stades de la maladie.

1.6 Traitements

Il existe selon l'objectif thérapeutique recherché, trois sortes de traitements utilisés, qui peuvent être pris simultanément :

Le traitement de la poussée

Lorsqu'une poussée de SEP survient et s'avère gênante pour le patient, des corticoïdes (Méthylprednisolone) sont proposés. Ce traitement se fait en perfusions à de fortes doses lors d'une hospitalisation de jour pour la première perfusion puis à domicile pour les suivantes, en général sur 3 à 5 jours consécutives. Très rarement, des échanges plasmatiques peuvent être initiés en cas de poussées sévères ne répondant pas aux corticoïdes.

Les traitements de fond

Ils sont destinés à ralentir l'évolution naturelle de la maladie, c'est-à-dire à réduire la fréquence des poussées et à plus long terme, à réduire le risque de handicap. Leur mode d'action consiste à moduler plus ou moins intensément le système immunitaire, soit en agissant sur les substances solubles (les cytokines) qui régulent la réaction immunitaire, soit en agissant directement sur les cellules de la réponse immunitaire (les lymphocytes). L'attaque inflammatoire de la myéline au sein du système nerveux central est ainsi atténuée.

Désormais, ces traitements sont nombreux, administrés par voie injectable par voie sous-cutanée (la plupart des Interférons beta ou acétate de glatiramer), par voie intra-musculaire (un seul Interférons beta) ou par perfusion intra-veineuse (anticorps monoclonaux comme le natalizumab ou les antiCD20 (rituximab ou ocrelizumab), certains immunosuppresseurs (mitoxantrone ou cyclophosphamide)) ou pris par voie orale (fingolimod, diméthyl fumarate ou tériflunomide). La forme clinique de la SEP, son profil évolutif, les données de l'IRM, l'âge du patient, le désir de grossesse à court ou moyen terme chez les femmes, l'affinité du patient pour tel ou tel mode d'administration, son appréhension vis-à-vis des effets indésirables sont autant de facteurs pris en compte pour le choix du traitement ou de la stratégie thérapeutique.

Ces traitements sont, pour les plus actifs, très efficaces sur les formes à poussées (rémittentes-récurrentes) alors que l'efficacité lors de la progression reste mineure. Au cours des formes à poussées, des traitements particuliers d'indication rare car présentant des risques importants comme les greffes de cellules hématopoïétiques peuvent être envisagés. La question majeure reste celle de la balance bénéfice/risque comme pour tous les traitements.

Les traitements symptomatiques

Ils sont très importants et accompagnent les traitements de fond. Ils sont destinés à soulager les symptômes particuliers susceptibles de gêner le patient dans la vie quotidienne. Ces symptômes sont variés comme les troubles urinaires, la spasticité, la fatigue, les troubles sexuels, certaines douleurs, et également les troubles cognitifs et comportementaux.

La prise en charge de ces symptômes repose sur des médicaments, qui seront parfois instaurés progressivement pour une meilleure tolérance, mais également sur des mesures hygiéno-diététiques, des séances de masso-kinésithérapie, de psychothérapie. Cette prise en charge est pluridisciplinaire avec l'intervention possible de plusieurs professionnels de santé médicaux (neurologues, médecins de médecine physique et de réadaptation (MPR), urologues, etc...) et paramédicaux (masseurs-kinésithérapeutes, psychologues, neuropsychologues, orthophonistes, ergothérapeutes, infirmières, aide-soignantes, etc...).

2. Les troubles cognitifs dans la SEP

Hélène Brissart

Neuropsychologue

CHRU Nancy

2.1. Fréquence

Actuellement la présence des troubles cognitifs (TC) chez les personnes atteintes de SEP est reconnue, malgré une sémiologie variée. Ces TC sont fréquents et concernent 40 à 70 % des patients. La majorité de ces personnes présente des TC considérés comme légers à modérés, c'est-à-dire avec perturbation d'une à plusieurs fonctions cognitives, non de l'ensemble, hormis pour certains cas plus sévères, et plus rares.

Les TC peuvent être présents au début de la maladie. L'évolution des troubles cognitifs dans la SEP est assez peu renseignée, du fait de la faible comparabilité des études longitudinales réalisées, mais également car celles-ci sont rarement menées dès le début de la maladie.

2.2. Nature des troubles cognitifs dans la SEP

2.2.1. Efficience intellectuelle

La présence ou non d'une atteinte de l'efficience intellectuelle chez les personnes atteintes de SEP est aujourd'hui encore très discutée. Certains travaux témoignent d'une diminution de l'efficience intellectuelle (Rao *et al.*, 1995 ; Foong *et al.*, 1997 ; Prakash *et al.*, 2008) alors que d'autres observent une préservation de celle-ci (Rao *et al.*, 1991 ; Beatty, 1993). Les études qui explorent précisément l'efficience cognitive à l'aide de l'échelle d'intelligence de référence (WAIS 4, Wechsler 2010) en objectivent une diminution significative chez les personnes atteintes de SEP comparativement aux sujets contrôles, en lien avec la diminution de la vitesse de traitement et de la mémoire de travail (Ryan *et al.*, 2012), mais une analyse précise ne montre pas de note standard pathologique ou une proportion de retard intellectuel plus importante que dans la population normale. De plus, comme dans de nombreuses études dans cette pathologie, les résultats divergent principalement en raison de la méthodologie et de l'échantillon de patients sélectionnés.

2.2.2. La vitesse de traitement de l'information (VTI)

La plupart des études rapportent un ralentissement chez les personnes atteintes de SEP (Litvan *et al.*, 1988 ; Demaree *et al.*, 1999 ; Sonneville *et al.*,2002 ; Janculjak *et al.*,2002), il convient toutefois de définir la VTI pour comprendre les nuances. La VTI dépend de l'utilisation des ressources attentionnelles et de la manipulation des informations, relatives à la mémoire de travail. Ces entités restent donc difficiles à distinguer et rendent parfois l'interprétation des données discutable selon les méthodologies employées.

Dans la SEP, le ralentissement de la VTI à un stade précoce de la SEP (Deloire *et al.*, 2005)représenterait une atteinte primaire aux autres fonctions cognitives (Deloire *et al.*, 2005 ; Denney *et al.*, 2005) et pourrait s'aggraver avec l'évolution de la maladie (Denney *et al.*, 2008).

La prise en compte de ce ralentissement est essentielle, pour être étroitement lié à la de mémoire de travail et aux fonctions exécutives plus généralement…. Une mesure de la VTI doit être impérativement réalisée à chaque bilan afin d'interpréter au mieux le profil de performances du patient. Les outils permettant une mesure de la VTI fréquemment retrouvés sont le SDMT : Symbol Digit Modalities test dans sa version orale ou écrite (Sheridan *et al.*, 2006), le CCST dans sa version informatisée (Ruet *et al*,. 2013) et le Sternberg Memory Scanning test (Sternberg, 1969).

2.2.3. Mémoire épisodique

La mémoire épisodique verbale est très souvent perturbée au cours de la SEP mais la nature des déficits reste discutée. Certains travaux concluent à des troubles plutôt liés à des difficultés d'encodage (Caroll *et al.*, 1984 ; Caine *et al.*, 1986; Van Den Burg *et al.*, 1987 ; De Luca *et al.*, 1994), alors que d'autres attribuent ces troubles à un déficit de récupération (Rao *et al.*, 1986 ; Callanan *et al.*, 1989 ; Jennekens-Schinkel *et al.*, 1990). Selon des travaux plus récents, ces deux hypothèses pourraient coexister. Les troubles en mémoire épisodique verbale seraient liés à des difficultés d'encodage et de récupération (Defer *et al.*, 2006 ; Brissart *et al,*. 2012b).

L'évaluation de la mémoire épisodique non verbale présente également des perturbations (Deloire *et al.*, 2005 ; De Luca *et al.*, 1998 ; Olivares *et al.*, 2005). Les troubles du stockage sont plus fréquemment rapportés que pour un matériel verbal (De Luca *et al.*, 1998 ; Grafman *et al.*, 1990 ; Thornton *et al.*, 2002), toutefois l'encodage du matériel n'est pas contrôlé comme dans certaines tâches verbales. Une préservation de la mémoire épisodique non verbale a été décrite pour des formes rémittentes peu évoluées (Olivares *et al.*, 2005).

2.2.4. Fonctions exécutives et attentionnelles

Concernant l'évaluation des fonctions exécutives et attentionnelles, de nombreux travaux sont recensés. Une exploration exhaustive des capacités attentionnelles a été menée par Sonneville *et al.* (2002), mettent en évidence des déficits au niveau de l'attention divisée, de l'attention focalisée et de l'attention soutenue, toutefois interprétés par le ralentissement de la vitesse de traitement.

Les études s'accordent dans l'identification de déficits des capacités d'inhibition avec une augmentation du nombre d'erreurs au test de Stroop (Beatty *et al.*, 1995 ; Pujol *et al.*, 2001 ; Vitkovitch *et al.*, 2002). Par ailleurs, certains auteurs ont constaté un allongement significatif des temps de réponse chez les personnes atteintes de SEP, indiquant un ralentissement de la vitesse de traitement de l'information qui pourrait contribuer aux conclusions de déficit d'inhibition (Foong *et al.*, 1997), ce qui ne constitue pas la même approche en termes de remédiation cognitive.

Des difficultés aux tests de déduction de règles et de catégorisation, ont également été décrits (Beatty *et al*., 1995) mais il semblerait toutefois que les patients rémittents ou en début de maladie présentent une préservation des capacités de déduction et de maintien des règles (Stoquart-Elsankari *et al*., 2010).

Un déficit de planification a été constaté au test de la Tour de Hanoï (Rao, 1996).

Enfin, concernant les capacités d'autogénération, trois méta-analyses ont suggéré que les fluences verbales constitueraient le marqueur de dysfonctionnement exécutif le plus sensible de la SEP (Henry & Beatty, 2006 ; Wishart & Sharpe, 1997 ; Zakzanis, 2000).

2.2.5. Mémoire de Travail

Les études s'accordent toutes pour mettre en évidence des troubles de mémoire de travail (MDT) chez les personnes atteintes de SEP, les déficits se situeraient davantage au niveau de l'administrateur central, la vitesse de traitement retentissant significativement sur les performances personnes atteintes de SEP (pour revue Brissart *et al*., 2012a). Les personnes atteintes de SEP seraient donc sensibles aux tâches à charge cognitive élevée, mais lorsque la vitesse de présentation des stimuli est adaptée, les performances se normalisent (Leavitt *et al*., 2011). Les travaux d'imagerie ont proposé différents modèles explicatifs de ces troubles (Audoin *et al*., 2005 ; Au Duong *et al*., 2005) ;la compensation pourrait masquer les déficits en MDT à un stade précoce de la maladie, mais s'estomperait avec la durée de maladie et la charge requise avec la tâche (Audoin *et al*., 2003).

2.2.6. Le langage

Contrairement aux fonctions cognitives, le langage fait l'objet de peu d'études chez les patients SEP. La fréquence des aphasies est estimée de 0,7 à 1% dans la SEP soit 22 des 2 700 patients évalués entre 1996 et 2002 dans l'étude de Lacour et al. (2004). Des études ont souligné l'existence de troubles de l'accès au lexique (Joly *et al.*, 2014), de l'expression orale et de la fluence verbale (Beatty *et al.*, 1989 ; Friend *et al.*, 1989 ; Wallace *et al.*,1993). D'autres études ont observé des performances normales dans ces tâches (Deloire *et al.*, 2005 ; Olivares *et al.*, 2005). Ces divergences de résultats sont principalement inhérentes à l'absence de contrôle d'autres facteurs cognitifs impliqués dans ces tâches langagières (mémoire de travail, fonctions exécutives), mais également à la sélection des patients.

2.3. Evolution des troubles cognitifs

Les études divergent sur une éventuelle corrélation entre les troubles cognitifs et la durée et/ou la forme de maladie. La plupart s'attachent à décrire les troubles propres à une forme clinique, toutefois peu d'études ont comparé avec une méthodologie similaire les formes évolutives de la SEP.

2.3.1. Selon la durée de maladie

Achiron *et al.* (2005) ont documenté une corrélation significative entre la durée de maladie et les troubles cognitifs chez 150 patients rémittents. Comme déjà évoqué, les études longitudinales pourraient être contributives mais des problèmes méthodologiques en limitent leurs interprétations.

Si quelques études ayant suivi des patients rémittents sur 3 ans ne retrouvent pas de détérioration cognitive sur cette période (Mariani *et al.*, 1991 ; Patti *et al.*, 1998), d'autres concluent à une aggravation des difficultés (Amato *et al.*, 1995 ; Schwid *et al.*, 2007), avec un suivi toutefois plus long (entre 4 et 10 ans). Une étude plus récente (Brissart *et al.*, 2013) comparant toutefois des patients rémittents en début de maladie à des patients présentant plus de 10 ans de maladie montre une évolution significative des performances avec un déclin de la VTI, de la MDT, de la mémoire à court terme (MCT) et des capacités d'initiation verbale. Une stabilité des performances était observée au niveau des fonctions exécutives (flexibilité, inhibition) et de la mémoire épisodique verbale.

Les explications relatives à ces divergences sont multiples : durée du suivi, variabilité inter individuelle masquant certains effets... De plus, les patients sortant des effectifs des études longitudinales montreraient davantage de troubles cognitifs, minimisant l'observation d'un déclin cognitif (Denney *et al.*, 2008). Ces derniers éléments conforteraient l'hypothèse de plus en plus admise selon laquelle la présence de troubles cognitifs en début de maladie, augure de l'évolution future des personnes atteintes de SEP.

2.3.2. Selon la forme de SEP

Davantage d'études se sont intéressées aux différences de profils cognitifs selon les formes de SEP.

Malgré l'absence de consensus, il semblerait qu'à un stade initial (Syndrome Cliniquement Isolé : CIS), les patients présentent déjà des troubles cognitifs (Feuillet *et al.*, 2007 ; Achiron et Barak, 2003) avec une épreuve échouée pour de 50 à 80% d'entre eux, concernant les capacités attentionnelles, la mémoire verbale ou encore la vitesse de traitement de l'information (Deloire *et al.*, 2005).

Concernant la forme rémittente, une étude multicentrique sur 461 patients (Nocentini *et al.*, 2006) rapporte 31% d'atteinte cognitive (au moins deux tests échoués), avec des troubles portant sur la mémoire épisodique, les fluences et la vitesse de traitement. Prakash *et al.*, (2006), dans leur méta-analyse sur 3891 patients rémittents, concluent à une atteinte modérément sévère de la cognition sur l'ensemble des dimensions cognitives.

Il semblerait que les formes progressives entraînent davantage de troubles que les formes rémittentes (Gaudino *et al.*, 2001 ; Huijbregt *et al.*, 2004, Brissart *et al.*, 2013).

Les travaux qui se sont intéressés aux différences qualitatives ont suggéré l'existence de profils cognitifs. Ainsi, les formes secondairement progressives (SP) engendreraient de moins bonnes performances cognitives que les formes primaires progressives (PP) dans une tâche de mémoire de travail spatiale (Foong *et al.*, 2000) et dans l'ensemble des épreuves de la batterie courte de Rao et al. (Huijbregt *et al.*, 2004). Toutefois, une étude plus récente met en évidence des performances identiques pour les deux formes de SEP, avec un contrôle de la durée de maladie, du niveau de handicap et de l'efficience générale (Brissart *et al.*, 2013).

2.4. Evaluation des troubles cognitifs

De nombreuses batteries rapides ont été développées pour permettre une évaluation standardisée des troubles cognitifs dans la SEP. En France, la BCcogSEP (Dujardin *et al,*. 2004) a été développée, sa durée de passation est de 45 minutes. Elle évalue la mémoire épisodique verbale avec le RLS-15, la mémoire épisodique non verbale avec le test de 10/36, la mémoire à court terme avec l'empan de chiffres endroit, la mémoire de travail avec l'empan de chiffres envers, les capacités attentionnelles avec la PASAT en version 3 secondes et en version 2 secondes, les capacités de flexibilité motrice avec les consignes conflictuelles, les capacités d'inhibition avec le Go/ No Go, la vitesse de traitement avec un code associant lettres et chiffres, et les fluences phonologiques et sémantiques en une minute.

La BICAMS (Benedict *et al,*. 2012) est une batterie brève très fréquemment utilisée au niveau international, elle est très rapide (15 minutes) , elle comprend une évaluation de la vitesse avec le Symbol Digit Modalities Test (SDMT), de la mémoire épisodique verbale avec les cinq premiers rappels du California Verbal Learning Test, le BVMT-R (Brief Visuospatial Memory Test revised).

Le choix des outils de l'évaluation neuropsychologique des personnes atteintes de SEP sera surtout dépendant de l'objectif de la consultation (1er bilan, suivi, demande d'invalidité, …). Il est possible d'utiliser une batterie brève pour correspondre à des standards de recherche scientifique et y associer d'autres outils afin d'évaluer plus exhaustivement les fonctions cognitives des patients. Il semble pertinent dans un premier bilan d'explorer assez systématiquement la vitesse de traitement à l'aide du SDMT ou du CSCT pour sa version informatisée disponible en ligne (**https://csct-cogms-bordeaux.fr/**), la mémoire épisodique verbale (choix de l'épreuve selon le niveau général patient), la mémoire non verbale avec le BVMT-R (Benedict *et al,*. 1996), la mémoire à court terme avec l'empan de chiffres endroit, la mémoire de travail avec l'empan de chiffres envers et l'épreuve de double tâche de la TEA (Test d'évaluation Attention, subtest Attention divisée, Zimmerman & Fimm, 1995), puis d'explorer les fonctions exécutives telles l'inhibition avec le test de Stroop (normes françaises : Roussel *et al,*. 2008), les capacités de flexibilité mentale avec le Trail making test (normes françaises : Roussel *et al,*. 2008) ou l'épreuve informatisée de la TEA (Test d'évaluation Attention, subtest Flexibilité, Zimmerman & Fimm, 1995), les capacités d'initiation verbale avec l'épreuve de fluence phonologique (normes françaises : Roussel *et al,*. 2008), puis proposer une évaluation langagière avec l'épreuve de fluence sémantique (normes françaises : Roussel *et al,*. 2008), et une mesure de la dénomination orale avec la batterie d'évaluation des troubles lexicaux (Tran Thi & Godefroy, 2011).

Cette évaluation sera effectuée par un neuropsychologue, qui va interpréter les résultats aux tests tout en tenant compte du contexte clinique et des facteurs de confusion possibles comme la dépression, la fatigue et l'anxiété.

POINTS-CLÉS : LES TROUBLES COGNITIFS DANS LA SEP

✦ Les troubles cognitifs sont fréquents et présents dès le début de la maladie.

✦ Les troubles cognitifs concernent surtout les domaines de la vitesse de traitement, de la mémoire épisodique verbale et de la mémoire de travail.

✦ Les études distinguent des profils de performances différents selon la forme de SEP.

✦ L'évolution dans le temps des troubles cognitifs n'est pas clairement établie mais leur présence à un stade initial augure de leur évolution dans le temps.

✦ Il n'y a pas thérapeutique médicamenteuse à ce jour validée pour améliorer ces troubles cognitifs.

3. Les troubles thymiques et émotionnels

Anne-Laure Ramelli

Psychologue, réseau Sindefi SEP

Région Ile-de-France

Les troubles psychologiques chez les patients SEP ont été longtemps mésestimés, l'accent étant mis sur les signes visibles et en particulier moteurs de la maladie. Ils sont en fait fréquents et certains d'entre eux arrivent précocement. La nécessité d'efforts adaptatifs répétés pour faire face à l'imprévisibilité de la maladie favorise leur maintien. Considérés comme des facteurs de risque d'aggravation de la maladie, ils sont intriqués aux autres troubles invisibles : les difficultés cognitives, la fatigue, les douleurs, les difficultés sexuelles. Leur retentissement sur la qualité de vie, la sphère professionnelle, le fonctionnement affectif et la vie sociale est majeur.

3.1. Description des troubles psychologiques

3.1.1. La dépression

La dépression est présente à tous les stades de la maladie (Bamer *et al,*. 2008). Sa fréquence est 2 à 3 fois plus élevée que dans la population générale, mais aussi dans les autres maladies somatiques et neurologiques ; sa prévalence est très variable d'une étude à l'autre, mais globalement estimée à 30,5% (Boeschoten *et al,*. 2017). En pratique courante, les scores aux échelles classiques de dépression sont généralement modérés et les « signes dépressifs » sont plus fréquents (35%) que les véritables épisodes dépressifs majeurs (20,6%) tels que décrits par le Diagnostic and Statistical Manuel of Mental Disorders (DSM-V).

La dépression est diagnostiquée à partir de trois dimensions : l'intensité des symptômes, leur durée tous les jours pendant plus de 2 semaines) et leur répercussion sur le comportement. La façon dont elle se manifeste dans la SEP n'est pas spécifique : douleur morale, honte (par exemple en cas de démarche ébrieuse ou à l'idée de perdre en public le contrôle de sa vessie), culpabilité (de faillir à ses responsabilités, d'être un fardeau, etc.), auto-dévalorisation, sentiment d'inutilité, tristesse, colère, etc.

La corrélation entre dépression et forme de maladie n'est pas évidente (Koch *et al,.* 2015). La dépression dans la SEP n'est pas non plus corrélée au genre (Hoang *et al,.* 2016 ; Théaudin *et al,.* 2016), ni à l'âge (Patten *et al,.* 2017), à l'inverse de ce qui se passe pour la population générale.

3. Les troubles thymiques et émotionnels

En termes d'étiologie sont évoqués des facteurs psychosociaux (dépression réactionnelle ou liée à la perception d'imprévisibilité et à la perte du soutien et du rôle social), biologiques (lésions cérébrales), voire iatrogènes (Patten *et al,.* 2017 ; Rossi *et al,.* 2017). Les principaux facteurs de risque de dépression sont : le stress, les stratégies de coping dites « d'évitement », les poussées (risque doublé de survenue d'un épisode dépressif) et la fatigue (76 % des patients dits « fatigués » présentent des scores élevés de dépression) (Chwastiak *et al,.* 2005). Les facteurs de protection sont le maintien du contact social avec des personnes bien portantes, permettant vraisemblablement un meilleur ajustement émotionnel, et la perception d'un faible risque de dépendance à deux ans (Janssens, 2004). À noter que le risque suicidaire est bien plus élevé que pour la population générale, en particulier dans la période autour du diagnostic (Stenager *et al,.* 2017). Les facteurs de risque de suicide sont le genre (les hommes sont plus vulnérables), la précocité et la forme progressive de la maladie, la sévérité du syndrome anxiodépressif, l'isolement affectif et social et les antécédents psychiatriques (Leray *et al,.* 2007 ; Stenager *et al,.* 2011).

3.1.2. L'anxiété

L'anxiété est également fréquente. Sa prévalence est en moyenne de 22% (Boeschoten *et al,.* 2017), soit environ deux à trois fois plus que pour la population générale) (Korostil *et al,.* 2007). Son apparition est précoce, avec un pic autour de l'annonce (Giordano *et al,.* 2011).

Comme pour la dépression, ses signes ne sont pas spécifiques. Elle est rattachée au stress engendré par l'imprévisibilité symptomatique et les difficultés d'adaptation à la maladie.

Elle n'est pas corrélée avec l'âge, le statut professionnel, l'atteinte cognitive ou l'ancienneté de la maladie (Korostil et al,. 2007). Le niveau d'éducation est un facteur de protection (Pham et al,. 2018), alors que le genre en revanche est un facteur de risque, avec une prédominance féminine (Korostil et al,. 2007 ; Theaudin et al,. 2016). Les autres facteurs de risque sont des stratégies d'adaptation inadéquates et un soutien social insuffisant.

L'anxiété augmente significativement lors des poussées, à la fois pour des raisons physiologiques (Rossi et al,. 2017) mais aussi pour des raisons psychologiques, la perception des situations et la réactivité émotionnelle aux événements de vie étant modifiées dans les périodes d'exacerbation de la maladie.

3.1.3. L'hyper-expressivité émotionnelle

C'est une perturbation du contrôle émotionnel qui est corrélée aux atteintes cognitives mais pas à la dépression ni au handicap fonctionnel. Sa prévalence serait de 30 % et elle peut être observée dès le début de la maladie.

Elle comprend 2 aspects : la labilité émotionnelle, qui correspond à des changements répétés, rapides et spontanés de l'état affectif, et l'incontinence affective, qui se définit comme l'émergence soudaine et non maîtrisée d'un affect (Montreuil et Petropoulou, 2003).

3.1.4. Le trouble bipolaire

Ce trouble a une relation discutable avec la SEP, avec une prévalence inférieure à 10 %, mais deux fois supérieure à celle de la population générale ; son risque est plus élevé en cas d'antécédents dépressifs personnels ou familiaux, soulignant l'existence d'un terrain prémorbide (Tuschiya *et al,.* 2003).

3.1.5. Le rire et les pleurs spasmodiques

Ce trouble se manifeste comme une dissociation involontaire entre l'expression émotionnelle et l'humeur subjective, souvent contradictoire avec la nature du stimulus. Il toucherait 7 à 10 % des patients évoluant depuis plus de dix ans (Feinstein *et al,.* 2007). Son étiologie est neurologique (atteinte pseudobulbaire) : il est plus fréquent chez les patients au handicap fonctionnel sévère (EDSS > 6,5) et dans les formes progressives de la maladie. Il est corrélé avec l'atteinte cognitive mais pas avec l'anxiété ou la dépression (Montreuil et Petropoulou, 2003).

3.1.6. L'euphorie pathologique

Ce trouble peu fréquent touche 10 % des SEP secondairement progressives. L'euphorie pathologique est liée à une atteinte organique et toujours associée à des troubles cognitifs (Fishman *et al,.* 2004). Elle se manifeste par un optimisme incongru, un état de gaîté sur un mode désinhibé, contrastant avec l'état physique. C'est une disposition permanente et non réversible.

3.2. Les réactions affectives secondaires et l'impact psychologique de la maladie

La survenue d'une maladie chronique incurable comme la SEP a pour le patient une véritable portée traumatique. Son annonce est toujours un choc. C'est un moment clé, intense émotionnellement, source d'un stress important suscité par la remise en question des projets de vie. Elle signe le passage vers une autre vie caractérisée par l'incertitude, l'instabilité et l'imprévisibilité, cernée par de nouvelles limites et scandée par des pertes successives : fragilisation émotionnelle, appauvrissement relationnel, réajustements professionnels, restrictions matérielles, dévalorisation sociale, etc. L'horizon est menaçant : le risque d'altération de l'intégrité physique et mentale alimente un stress délétère qui affecte négativement la perception subjective de l'état physique et mental : en rémission, les patients vivent sous la crainte de la prochaine poussée ; en poussée, ils craignent la pérennisation des déficits ; et en phase progressive, ils sont confrontés à l'inéluctabilité du déclin de leurs fonctions. De par sa nature aléatoire et évolutive, cette maladie renforce donc les ruminations anxieuses.

L'affaiblissement psychique

Au fil du temps, les profonds et complexes changements induits par la SEP vont provoquer un affaiblissement des ressources psychiques des patients, confrontés à des efforts adaptatifs répétés. Cet affaiblissement se traduit par des états d'âme moroses, mélanges de ruminations plus ou moins conscientes. Il interfère avec la capacité du sujet à comprendre, à réagir et à mettre activement en place des moyens de lutte contre les conséquences de sa maladie dans sa vie quotidienne. Il favorise l'exacerbation des troubles anxiodépressifs (Montreuil et al,. 2010), la majoration des plaintes somatiques (Jose 2008), et impacte la qualité de vie (Pham et al,. 2018).

La fragilisation de l'estime de soi

La SEP a un effet délétère sur l'estime de soi. On désigne par « estime de soi » le regard et le jugement que chacun d'entre nous porte sur lui-même : « qui suis-je, quelle est ma valeur ? », qui reposent en grande partie sur le sentiment qu'on a d'être reconnu et valorisé par les autres. L'estime de soi influe sur l'équilibre émotionnel (en cas de faiblesse, risque de dépression et d'anxiété), les capacités relationnelles (risque de repli sur soi, de conflit) et sur l'engagement dans l'action (inhibition, hésitation, évitement). Les limitations induites par la SEP, qui peuvent être physiques, cognitives et/ou liées à la fatigue physique et mentale, entretiennent en permanence des difficultés contre lesquelles les malades tentent de lutter sur tous les aspects de la vie quotidienne ; ils se vivent alors comme inférieurs, moins performants, moins aimés, perdent peu à peu confiance en eux.

Le sentiment d'impuissance

La SEP réduit aussi le sentiment de contrôle des malades. Il s'agit du besoin d'éprouver et d'observer que nos actes exercent une certaine influence sur le cours de notre vie. Or en limitant leur autonomie, en les contraignant à demander régulièrement de l'aide, la SEP fait vivre aux malades des expériences « d'impuissance acquise », où ils subissent sans pouvoir agir. Ils perdent ainsi mécaniquement peu à peu non seulement la capacité, mais aussi l'envie d'agir, ce qui se révèle à la fois anxiogène et dépressogène.

La SEP provoque donc dès sa survenue une souffrance morale qui s'intensifie au fil du temps, générant un risque important d'affaiblissement voire d'effondrement psychique.

3.3. Évaluation des troubles psychologiques

Les troubles thymiques et émotionnels ainsi que la souffrance secondaire à la maladie sont évalués via un entretien clinique. Cet entretien explore la présence, la fréquence, l'intensité et le sens des symptômes ainsi que leurs répercussions au plan familial, social et professionnel. Ces données cliniques peuvent si besoin être complétées par des tests non spécifiques à la SEP : BDI (Beck depression inventory), MADRS (Montgomery and Asberg Rating Scale), HADS (Hospital Anxiety and Depression Scale) ou encore CES-D (Center for Epidemiologic Studies Depression Scale) pour la dépression, STAI (state-trait anxiety inventory) pour l'anxiété, etc.

3.4. Prise en charge

Les indications de prise en charge sont variées : difficultés relationnelles, difficultés à agir, mauvaise image de soi, manque de confiance en soi, acceptation de la maladie, difficultés à communiquer autour de la maladie, espoir de sortir de l'impasse et redevenir acteur de sa vie, besoin de clarification de ses réactions…

La prise en charge des troubles psychologiques, qu'ils soient primaires ou réactionnels, nécessite de prendre en compte de nombreux paramètres : le caractère évolutif et imprévisible de la maladie, ses caractéristiques actuelles, la personnalité antérieure du patient, ses antécédents personnels et familiaux ainsi que la qualité du soutien social auquel il a accès (Jose, 2008). Elle a pour objectif d'améliorer la qualité de vie des patients en redynamisant les compétences sociales et relationnelles, tout en limitant les aggravations fonctionnelles somatiques et cognitives.

La prise en charge des troubles psychologiques est d'autant plus efficace si à la prescription de traitements médicamenteux est associée un travail sur soi (Patten et al,. 2017 ; Fiest et al,. 2016). Les patients pourront donc être orientés selon les cas vers des psychothérapies individuelles, conjugales ou familiales, vers des approches psychocorporelles (relaxation) ou encore vers des groupes de parole constitués à l'initiative des associations de patients ou des réseaux de santé dédiés à la SEP.

- Le travail psychothérapeutique permet d'identifier et de hiérarchiser les problèmes auxquels le patient et son entourage sont confrontés, d'analyser la nature des stratégies mises en place pour les résoudre et d'assurer un rôle de contenant émotionnel face aux angoisses. C'est un travail d'élaboration, de compréhension et de verbalisation qui vise à donner un sens au vécu, à articuler la maladie à l'histoire propre du sujet pour entretenir un sentiment de continuité, mais il permet aussi au patient d'acquérir un meilleur contrôle de ses réactions émotionnelles et de faciliter l'adoption de nouvelles attitudes.

- Les approches psychocorporelles (hypnose, sophrologie…) visent à permettre de mieux connaître les réactions corporelles par lesquelles les états d'âme sont ressentis et communiqués. Par divers exercices, elles encouragent à identifier les sensations qui influent sur les pensées et les comportements dans la vie quotidienne.

- Les groupes de parole sont des espaces d'échange, de partage d'expériences communes vécues par les patients. Ils visent à permettre de mettre en mots des émotions difficilement exprimables hors de ce cadre, et de les confronter à celles des autres malades afin de rompre le sentiment d'isolement.

En conclusion, les troubles psychologiques associés à la SEP sont très invalidants. Ils majorent la répercussion des symptômes de la maladie et altèrent la vie relationnelle. Leur évaluation systématique est essentielle. Leur prise en charge dans un cadre multidisciplinaire permet une nette amélioration de la qualité de vie des personnes malades mais aussi de leurs proches.

4. Le rôle du thérapeute

4.1 La place de l'éducation thérapeutique dans la prise en charge des troubles cognitifs dans la SEP

Charlotte Bonnefond

Aurélie Gotti

Léna Marzolff

Neuropsychologues, Réseau ALSACEP

Région Alsace

Les objectifs de l'Education Thérapeutique au Patient (ETP) sont multiples. L'ETP vise notamment à améliorer la qualité de vie et l'autonomie du patient en lui permettant de mieux comprendre la maladie dont il souffre et l'aidant à devenir acteur de son parcours de soin.

L'ETP porte sur les traitements possibles (mieux les comprendre, favoriser l'observance) mais également sur la maladie en tant que telle (mécanismes, symptômes, évolution...). Elle se base sur les besoins et l'environnement des patients et repose sur des activités structurées, impliquant leur participation active et, dans la mesure du possible, celle de leurs proches. Les activités proposées ont pour but d'aider les patients et leur entourage à identifier les ressources nécessaires à leurs nouveaux projets et à construire un plan d'action.

Expérimentée dans les années 1980 avec des patients asthmatiques ou de diabétiques, l'ETP s'est ensuite étendue à d'autres maladies chroniques. Les notions d'acquisition et de maintien de compétences pour que les patients gèrent au mieux leur vie avec une maladie chronique apparaissent dès les textes fondateurs de l'OMS en 1996[1] . La Haute Autorité de Santé publie ses premières recommandations sur l'ETP en

---

1 Rapport de l'OMS Europe. Therapeutic patient education – continuing education programs for health care providers in the field of chronic disease. 1996 (traduit en français en 1998).

2007 (2)[2] , et la loi Hôpital Patients Santé Territoire (HPST) inscrit en 2009 l'ETP dans le code de santé publique (3)[3] . Les programmes d'ETP dans le champ de la sclérose en plaques (SEP) apparaissent dès cette période. Leur développement sera conforté par l'inclusion de l'ETP dans les mesures du plan Maladies Neurodégénératives 2014-2019[4] .

A noter que tout programme d'ETP dans le cadre d'un accompagnement thérapeutique remboursé doit être autorisé par l'Agence Régionale de Santé (arrêté du 14 janvier 2014) et mené par une équipe ayant bénéficié d'une formation validante (arrêté du 31 mai 2013).

Pour les patients porteurs d'une SEP, si la thématique du traitement tient une place importante dans les programmes d'ETP, il est fondamental que ces derniers portent également sur d'autres aspects de la maladie, et notamment ses différents symptômes possibles, comme les troubles cognitifs.

Quelle que soit la manière dont les troubles cognitifs sont abordés en ETP, un des premiers bénéfices attendu porte sur l'amélioration de la « métacognition » : réfléchir au le fonctionnement cognitif de manière générale, à ses processus et mécanismes, peut être une porte d'entrée à une meilleure compréhension pour les patients de leur fonctionnement cognitif propre, avec leurs points forts et leurs faiblesses. Cela peut également permettre de détecter de possibles troubles cognitifs et éventuellement proposer, à l'issue du programme d'ETP, la réalisation d'un bilan neuropsychologique voire d'une prise en charge des difficultés cognitives si nécessaire.

Pour aborder la thématique de la cognition, il est intéressant de se baser sur les plaintes des patients, par exemple au moyen de questionnaires en

---

2 Haute Autorité de Santé, Inpes. Structuration d'un programme d'éducation thérapeutique du patient dans le champ des maladies chroniques. Guide méthodologique. Saint-Denis la Plaine (France) : HAS ; 2007.

3 http://www.assemblee-nationale.fr/13/dossiers/reforme_hopital.asp

4 https://solidarites-sante.gouv.fr/IMG/pdf/Plan_maladies_neuro_degeneratives_def.pdf

séance individuelle et en se servant d'outils comme le « *brainstorming* » ou le photolangage® en séance collective.

L'ETP s'adressant aux patients et à leurs proches, elle peut également permettre à ces derniers de mieux saisir l'impact de ce handicap invisible dans la vie quotidienne, potentielle source d'incompréhension et de tensions intrafamiliales.

Apporter des notions théoriques sur le fonctionnement cognitif peut, par ailleurs, être utile pour sensibiliser les patients au fait que les différentes fonctions cognitives interagissent les unes avec les autres et que parfois, les plaintes ne reflètent pas les faiblesses cognitives réelles (exemple : un trouble attentionnel à l'origine d'une plainte mnésique).

L'ETP se devant d'aborder les différents symptômes de la maladie, elle peut apporter des connaissances aux patients sur les possibles facteurs majorants d'une perturbation cognitive, tels que des troubles anxieux et/ ou dépressifs, la fatigue, des douleurs, une poussée… Sensibilisés au fait que ces symptômes peuvent aggraver des troubles cognitifs existants, les patients seront mieux à mêmes de comprendre les éventuelles fluctuations de leur état cognitif et d'y répondre de manière adéquate (faire prendre en charge une fragilité thymique lorsque cela est nécessaire, parler aux professionnels de santé de la fatigue ou des douleurs pour tenter de les réduire…).

La conduite à tenir face à des plaintes et de possibles troubles cognitifs a également toute sa place en ETP. En effet, connaître le but et le déroulement d'un bilan neuropsychologique et les structures où il peut être réalisé enrichira les connaissances des patients sur leurs parcours de soin. Il est tout aussi important qu'ils sachent qu'il existe, au besoin, des professionnels formés à la remédiation cognitive dans leur secteur géographique et qu'ils connaissent les objectifs de cet accompagnement.

Inviter les patients à s'exprimer sur les moyens qu'ils utilisent spontanément dans leurs activités quotidiennes pour réduire leurs gênes cognitives peut être une autre source d'amélioration de leur qualité de vie. Les échanges entre patients porteurs d'une SEP sont souvent très bénéfiques dans ce contexte, chacun pouvant expliquer ses propres techniques et tenter de s'approprier celles des autres (exemples donnés par des patients en séances collectives : prendre de notes, utiliser un casque audio pour limiter le bruit dans un open-space, prétexter un besoin d'aller aux toilettes pour faire une pause attentionnelle pendant une réunion, utiliser une liste de « choses à ne pas oublier » lors de la préparation des valises pour les vacances…).

Ces discussions ont parfois l'avantage supplémentaire de lutter contre certaines idées fausses tenaces, telles que « la mémoire est un muscle, il faut essayer de retenir un maximum de choses par cœur » ou « j'ai la mémoire qui flanche donc j'ai une maladie de la mémoire ».

Soulignons pour finir, que si aborder le thème de la cognition prend tout son sens lorsque l'ETP s'adresse à des patients qui présentent des fragilités cognitives, il peut paraître plus difficile de le faire avec des patients qui n'ont pas de tels troubles et pour lesquels il n'est pas possible de prédire l'évolution cognitive. Cependant, l'ETP doit permettre aux patients d'avoir une vision globale dans la maladie, à court et à long termes, portant sur tous les aspects de la SEP, pour que la prise en charge soit la plus adaptée possible et pour que les patients aient une idée précise des ressources à leur disposition. Cette visibilité peut permettre de réduire le caractère anxiogène généré par l'imprévisibilité de la SEP et de rassurer les patients (« je sais quoi faire si un jour, je suis confronté(e) à ça »).

Aborder les troubles cognitifs en ETP :
Exemple du programme développé par AlsaCep

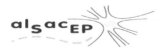

En complément de l'ETP individuelle proposée depuis 2007 par les infirmières coordinatrices du réseau ALSACEP, il est possible pour les patients dont le diagnostic est récent de participer, depuis 2016, à un programme d'ETP en groupe intitulé « Mieux vivre avec la sclérose en plaques ».

Ce programme a été élaboré par notre équipe pluridisciplinaire (neurologue coordinatrice, infirmières, secrétaire, assistantes sociales, neuropsychologues).

Patients concernés :
- Diagnostic datant de 6 mois à 5 ans
- Souffrant d'une SEP de forme récurrente-rémittente
- Sous traitement de première ligne
- Ayant bénéficié d'une éducation initiale individuelle après le diagnostic

Les groupes, homogènes, et également ouverts à 1 membre de l'entourage de chaque patient, sont constitués de 8 à 10 personnes. Ils se déroulent en 2 sessions d'une matinée chacune à 15 jours d'intervalle. Ils sont proposés dans 4 villes alsaciennes, 2 fois par an.

Nous avons choisi d'associer les ateliers portant sur la cognition et sur les émotions, car ces deux thèmes paraissaient indissociables et fondamentaux à aborder avec des patients dont le diagnostic est récent. Ils font partie d'un programme plus global, portant sur d'autres thématiques relatives à la maladie et à la vie quotidienne des patients, qui ne seront qu'évoquées ci-dessous.

Présentation du programme

1e session (4 ateliers)	2e session (2 ateliers)
• **Ma vie quotidienne avec la SEP** (session animée par un neurologue et une infirmière) 1. Comment reconnaître une poussée et que faire ? 2. La SEP, c'est quoi ?	• **Comment je me sens avec mon traitement** (session animée par un neurologue et une infirmière) - Pourquoi prends-je un traitement ? - Comment rester motivé(e) ?
• **Cognition et émotions** (session animée par une infirmière et une neuropsychologue) 3. J'ai la mémoire qui flanche, c'est grave Docteur ? 4. Des mots sur mes maux	• **Mon travail avec la SEP** (session animée par une infirmière et une assistante sociale) - Situations concrètes dans le monde professionnel - Les différentes aides

Les ateliers « cognition » et « émotions »

Objectifs thérapeutiques	Activités	Matériel pédagogique	Durée
ATELIER COGNITION			
Reconnaitre les troubles cognitifs pour mieux les gérer	1. Présenter la/le neuropsychologue et la séance (par l'infirmière/ier)		40'
	2. Amener les participant(e)s à exprimer ce qu'elles/ils savent de la cognition et des troubles possibles dans la SEP : elles/ils notent 2 idées sur ce qu'elles/ils savent de la cognition et/ou des difficultés qu'elles/ils rencontrent sur 2 post-it®	Post-it®, stylos	
	3. Apporter des bases théoriques sur le fonctionnement cognitif en se servant des post-it® recueillis et en demandant aux patient(e)s de les classer par fonction sur la diapositive « les fonctions cognitives » projetée à l'écran	Diapositive « les fonctions cognitives »	
	4. Apporter des aides "pratiques" : conduites à tenir en cas de signes cognitifs, accompagnements possibles (bilan et remédiation cognitive) + discussions sur les « trucs & astuces » permettant de réduire les gênes au quotidien	Fiche « trucs & astuces » Journal alSacEP sur SEP et troubles cognitifs	
PAUSE			5'
ATELIER EMOTIONS			
Permettre aux patient (e)s et à son accompagnant(e) d'exprimer son vécu **Apprendre à communiquer sur la maladie avec l'entourage** **Gestion du stress**	1. Présentation du photolangage® (25 photos d'animaux), explication des objectifs et du déroulement de l'atelier (par l'infirmière/ier et/ou la/le neuropsychologue)	Photolangage®	40'
	2. Amener les patient(e)s et leurs accompagnant(e)s à exprimer leurs ressentis et réactions affectives vis-à-vis de la pathologie avec le choix d'une photo leur permetant de répondre à la question : « Aujourd'hui, avec la maladie, de quel animal, vous sentez-vous le plus proche ? »	Diapositive projetée avec la question posée	
	3. Classer les réactions selon des bases théoriques (distinguer réactions affectives transitoires et troubles thymiques)		
	4. Apporter des aides "pratiques" : conduites à tenir en cas de difficultés qui durent ou selon leur intensité, les ressources possibles : entourage, équipe soignante, psychologue, groupe de parole		
	5. Evoquer des solutions de gestion du stress : yoga, sophrologie, relaxation, activité physique…	Fiches Yoga, activités physiques proposées en Alsace via ALSACEP	

4. Le rôle du thérapeute

Matériel pédagogique

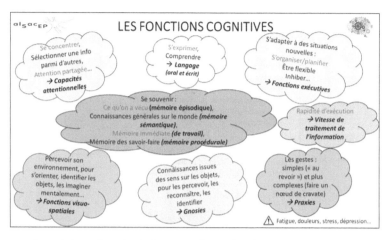

- Les plaintes les plus fréquentes des patient(e)s sont mentionnées en gris clair

- Exemple du contenu de l'atelier : si sur un post-it®, il est écrit « j'ai souvent le mot sur le bout de la langue », les patient(e)s doivent le placer dans la fonction « langage »

- Le ⚠ permet d'aborder avec les patient(e)s les possibles facteurs majorant des troubles cognitifs

---

Les trucs et astuces de la neuropsychologue :

Je prends des notes

Je m'isole du bruit

Je fais des pauses

Je ne fais qu'une seule chose à la fois

Je m'organise

...

Cette fiche n'est donnée qu'après une discussion entre les patient(e)s sur leurs propres « trucs et astuces »

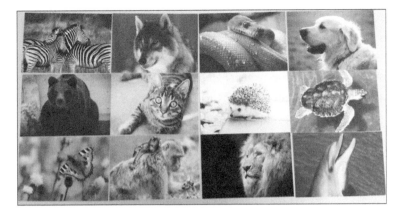

Exemples de photos utilisées pour le photolangage®

Un autre point fondamental dans l'ETP est de vérifier, à chaque étape du parcours, la qualité et l'efficacité du programme proposé. L'idée est de permettre à l'équipe éducative d'améliorer son programme et sa pratique mais également de permettre aux financeurs de reconnaître la qualité du travail proposé.

Evaluation des ateliers

Différentes évaluations sont réalisées auprès des patient(e)s, notamment sur leur satisfaction de manière globale et sur les connaissances acquises sur l'ensemble du programme. Chaque séquence est également évaluée de manière plus spécifique, au moyen du questionnaire ci-dessous :

Questions	Pas ou peu Satisfait	Moyennement satisfait	Satisfait	Très satisfait	Commentaires
Quel intérêt avez-vous porté aux sujets abordés ?					
Avec quelle clarté ont-ils été traités ?					
L'animation proposée vous a-t-elle convenue ?					
Les sujets traités vous ont-ils permis d'acquérir de nouvelles connaissances ?					
Pensez-vous pouvoir utiliser ces nouvelles connaissances dans votre quotidien afin de mieux gérer votre vie avec la Sclérose En Plaques ?					

Les retours des patients sont souvent très positifs sur les groupes déjà menés depuis 2016 : « *m'a permis de mieux comprendre ma maladie, de trouver des réponses à des questions que je n'osais pas poser* », « *clair, précis, rassurant, échanges, partage, expériences, connaissances* », « *je me suis sentie soutenue, merci et à refaire* », « *expérience très positive pour moi car cette réunion a permis des échanges libres et intensifs, que ce soit sur le plan médical ou personnel...* », « *le programme m'a permis d'acquérir des connaissances plus approfondies et plus justes, il me permet de mieux me positionner par rapport à la SEP et d'en être acteur plutôt que de la subir* ».

En parallèle, nous avons pu observer concrètement des améliorations dans le parcours de soin des patients. Certains ont, par exemple, demandé à la suite du programme de réaliser un bilan neuropsychologique et ont intégré un programme de remédiation cognitive. D'autres ont entrepris la démarche d'aller consulter un psychologue, suite aux échanges avec d'autres patients pendant les ateliers sur le bénéfice de cet accompagnement.

Le programme a évolué grâce aux échanges et aux discussions pluridisciplinaires au sein de l'équipe après chaque session et il continue à être proposé régulièrement. Cette expérience nous motive à développer d'autres programmes, notamment pour les patients porteur d'une SEP plus ancienne ou souffrant d'une forme progressive de la maladie.

4. Le rôle du thérapeute

4.2. La Remédiation Cognitive dans la SEP

Hélène Brissart

Neuropsychologue

CHRU Nancy

La Remédiation Cognitive (RC) est le terme utilisé pour désigner l'ensemble des techniques rééducatives permettant d'améliorer les fonctions cognitives diminuées ou perturbées.

> **Important :** Le BUT de la remédiation cognitive dans une maladie évolutive comme la SEP n'est pas de retrouver son état cognitif initial, mais de réduire les nuisances que les troubles cognitifs engendrent au quotidien.

4.2.1. Données Scientifiques

Les études évaluant l'efficacité de la remédiation cognitive (RC) dans la SEP ont débuté dans les années 1990. Les premières études de RC (pour revue, Brissart *et al.*, 2011) ont mis en évidence des bénéfices principalement dans le domaine de la mémoire verbale, avec l'amélioration des capacités d'encodage pour un meilleur rappel de l'information. Les autres fonctions cognitives ont été moins explorées. Les rares études proposant une prise en charge cognitive de la mémoire de travail retrouvaient des bénéfices. Enfin, dans le domaine de l'attention et des fonctions exécutives, les résultats sont controversés.

Au cours de la dernière décennie, les travaux dans ce domaine se sont développés sur le plan comportemental et fonctionnel avec la mesure de l'activité cérébrale des patients en IRM fonctionnelle. Ainsi des auteurs ont démontré (Dobryakova *et al.*, 2014) des améliorations au niveau de la mémoire verbale avec une méthode spécifique (mSMT : modified Story

Memory Technique), visant à renforcer les capacités d'apprentissage en mémoire verbale, avec le concours de l'imagerie mentale. Les auteurs ont également mis en évidence une augmentation de l'activité cérébrale pendant la tâche d'apprentissage après la RC, au niveau du lobe temporal médian, de l'insula, et du cortex visuel, comparativement au groupe contrôle sans RC spécifique, et ce jusqu'à 6 mois après l'arrêt du traitement. Ces travaux dans le domaine de la mémoire verbale confortent les premières conclusions observées. De plus, une récente méta-analyse regroupant les études de RC en mémoire dans la SEP (Cochrane, Das Nair *et al.*, 2016) a démontré un fort niveau de preuves scientifiques validant de l'efficacité de la RC au niveau de la mémoire et la qualité de vie (QoL). Cependant, d'autres méta-analyses (Goverover *et al.*,2018 ; Rosti-Otajärvi *et al.*,2014 ; Mitolo *et al.*,2015) portant sur l'ensemble des fonctions cognitives ont remis en question les résultats observés en critiquant les qualités méthodologiques : faiblesse des échantillons, durée courte de l'intervention, contenu de l'intervention placebo (liste d'attente ou autre intervention), critères d'inclusion cognitif,.... Ainsi, un plus grand nombre d'essais contrôlés randomisés à grand échantillon sont recommandés.

Par ailleurs, d'un point de vue clinique, dans la majorité des études, aucune information précise sur le contenu de la prise en charge cognitive proposée n'est à disposition, hormis la description du nombre de séances et leur fréquence. Il est essentiel de comprendre que la RC ne se limite pas à la réalisation d'exercices, mais consiste en une approche thérapeutique qui doit tenir compte de la spécificité de chaque pathologie, profil cognitif, neurologique et psychique du patient. Ainsi, des conseils psychopédagogiques lors de chaque séance sont indispensables pour s'adapter aux troubles cognitifs dans la vie quotidienne et mieux comprendre ses propres troubles, soit développer les capacités de métacognition des patients.

4.2.2 Considérations pratiques : Comment fonctionne la remédiation cognitive ?

Quel rythme ?

Dans un premier temps, il est préférable d'avoir réalisé un bilan neuropsychologique, afin de vérifier la présence de capacités cognitives préservées, ce qui permettra de proposer aux patients un accompagnement reposant sur les techniques de facilitation – réorganisation. Ces techniques tentent d'améliorer le fonctionnement cognitif par le recours à des procédures que le patient n'utilisait pas, ou de manière peu fréquente.

La RC peut se pratiquer de différentes façons. L'efficacité de la RC ne dépend pas que de la fréquence des séances, ni du mode de consultation (individuel versus groupe), mais requiert l'implication régulière du patient. Ainsi, il est très important d'établir un planning avec le patient.

Selon les régions, les patients SEP peuvent participer à des ateliers de groupes (via les réseaux SEP, ou des associations type APF) ou à des consultations individuelles auprès d'un neuropsychologue ou orthophoniste (à l'hôpital ou en libéral).

Quels exercices ?

Le thérapeute va choisir les outils qui lui semblent adaptés au profil des TC présentés par le patient et peut donc proposer un programme basé sur une seule dimension, comme par exemple la mémoire de travail, ou sur diverses dimensions.

Dans le domaine de la SEP, le programme PROCOG-SEP (cf. chapitre 5) propose des séances composées d'explications sur le fonctionnement cognitif, d'exercices uni-fonction (langage/ mémoire verbale/ mémoire visuelle/ mémoire de travail / fonctions exécutives), et pluri-fonctions.

D'autres outils peuvent être proposés aux patients. En effet, en fonction du profil cognitif observé lors du bilan neuropsychologique, on pourra utiliser des outils ciblant la mémoire de travail ou la mémoire épisodique ou encore l'attention. Ces outils peuvent être soit « papier / crayon », soit informatisés via des logiciels (logiciel CogniPlus[5] , Rehacom[6] , Manag'Mind[7] , PRESCO[8] ,...), qui par ailleurs permettent pour certains de réaliser des compléments d'exercices à domicile en se connectant via Internet.

Par ailleurs, il est nécessaire d'ajouter que la RC est dépendante de la bonne compréhension qu'a le patient de ses propres troubles cognitifs. Il est donc important que lors des premières consultations, des temps soient dévolus à l'explication du fonctionnement cérébral en général, du fonctionnement propre au patient, et bien sûr du transfert du travail proposé à la vie quotidienne, se traduisant par de possibles adaptations à mettre en place à domicile voire changer certains comportements.

4. Le rôle du thérapeute

5   COGNIPLUS. Editions Schufried : Mödling Austria.

6   Rehacom. Editions Hasomed : Magdeburg, Allemagne.

7   Brissart H, Morèle E, Leininger M & LePerf M (2018). Manag' Mind : un materiel modulable pour la prise en charge de la mémoire de travail. Louvain La Neuve : DeBoeck Editions

8   Croisile B. Programme de rééducation et de stimulations cognitives PRESCO. Editions Creasoft : Grenade, 2002.

5. Méthode ProCog-SEP

5.1. Historique et validation scientifique

Le réseau LORSEP (réseau Lorrain pour la prise en charge de la SEP), en partenariat avec la Fondation d'Entreprise Prévadiès, a permis la mise en place de ce programme de remédiation cognitive chez des personnes atteints de sclérose en plaques (SEP) depuis septembre 2005.

Ce programme a été créé Hélène Brissart et Marianne Leroy, neuropsychologues souhaitant développer du matériel adapté pour ces patients présentant des troubles cognitifs pour lesquels ils ne bénéficient pas (ou peu) de prise en charge cognitive adaptée.

Ce programme a fait l'objet par la suite d'une première validation scientifique en 2010 (Brissart *et al.*, 2010). Dans cette étude, 24 patients présentant une SEP peu invalidante (Expanded Disability Status Scale : EDSS < 4) ont été inclus et ont effectué dix séances de remédiation d'une durée de deux heures réparties sur une durée de 6 mois. Une évaluation neuropsychologique était réalisée avec la BCcog-SEP (batterie française d'évaluation rapide adaptée à la SEP, Dujardin *et al.*, 2004). Les résultats ont mis en évidence une amélioration des capacités de mémoire épisodique verbale et visuelle, d'autogénération et de flexibilité motrice. En revanche, ce programme n'avait pas permis de montrer une amélioration des capacités d'attention sélective et soutenue (PASAT), de la mémoire de travail verbale et de la vitesse de traitement.

En 2011, le programme ProCog-SEP a obtenu un financement inter régional (projet Hospitalier de Recherche Clinique : PHRC) pour tester son efficacité dans les centres hospitaliers de Nancy, Dijon, Besançon et Strasbourg. La durée d'inclusion des patients s'est étendue du 02 Février 2012 au 19 Décembre 2016. La durée de participation des patients était également de 6 mois.

En 2013, une étude pilote randomisée a mis en évidence des bénéfices suite aux séances de remédiation ProCog-SEP (Brissart *et al*,. 2013) chez 20 patients présentant une SEP rémittente : les patients ayant participé aux séances ProCog-SEP ont présenté une amélioration significative de la mémoire épisodique verbale et non verbale, de la mémoire de travail, des fluences verbales et des capacités de dénomination, comparativement à un groupe de patients ayant participé à un groupe de discussion à la même fréquence.

En 2019, les résultats finaux de l'étude randomisée documentent une efficacité du programme ProCog-SEP principalement au niveau de la mémoire épisodique verbale et de la mémoire de travail (Brissart *et al*,. 2020 in press). Cent dix patients ont été inclus dans cet essai thérapeutique non médicamenteux. Aucun changement significatif n'a été objectivé dans le groupe placebo.

Ces résultats suggèrent que le ProCog-SEP améliore la mémoire verbale et la mémoire de travail chez les patients atteints de SEP. Cette intervention est conçue pour prendre en charge les patients atteints de SEP avec des exercices adaptés ainsi qu'une méthode psychoéducative. La remédiation cognitive est un enjeu majeur pour ces patients SEP, présentant une maladie chronique et des troubles cognitifs à un stade précoce.

5.2. Retours des patients

Marie

« *"**Altération cognitive**"*… ces mots que j'avais entendus à l'annonce du diagnostic avec une résonance injuste, douloureuse. C'est avec beaucoup d'appréhension que j'ai passé mon premier test d'évaluation au LORSEP. La neuropsychologue a su me mettre à l'aise, c'était pour moi un grand soulagement, et j'ai joué le jeu. Progressivement au cours des ateliers cognitifs, j'ai peu à peu pris confiance en acceptant mes points faibles, comme des domaines à travailler pour avancer. Après chaque exercice, la neuropsychologue nous questionne sur nos stratégies et nous apprend à en mettre d'autres en place si besoin. Tout cela crée une dynamique au sein du groupe et devient ludique et convivial.

Maintenant j'ai davantage goût à apprendre, à mon rythme, à trouver des astuces. L'atelier est également un temps de parole, d'échanges d'idées et de points de vue qui détendent et surtout revitalisent. L'angoisse, le découragement du passé, ont fait place à l'espoir grâce aux ateliers. »

Bernadette

« Par ces quelques phrases, je vais essayer de vous dire toute l'importance qu'ont pour moi ces ateliers. Hélène et son équipe, nous entourent, sont à notre écoute. Elles nous dispensent des conseils nous permettant de se souvenir d'un numéro de téléphone, comment faire ses courses, choses simples en principe, mais qui deviennent un vrai casse-tête avec le temps… Oui, ces ateliers me font travailler ! La fatigue s'installe, les exercices pratiques que nous effectuons en groupe ou seule comme trouver des synonymes, homonymes et bien d'autres sont durs pour moi. Un Memory, le sommet d'un jeu commun, fait dans la joie et la bonne humeur est là pour nous détendre. Et si l'une d'entre nous rencontre un problème, des explications lui sont données, avec les pourquoi et surtout les comment faire pour oublier le moins de choses possible, afin d'avoir une vie presque normale. Depuis je reprends goût aux mots croisés, à lire, à pénétrer un autre monde. »

5.3. Retours des thérapeutes

Charlotte Bonnefond, Neuropsychologue réseau ALSACEP

« *J'ai commencé à utiliser, il y a quelques années, le ProCog-SEP, dans le cadre d'une remédiation cognitive pour patients atteints de sclérose en plaques. C'est la première fois que j'ai l'occasion de mettre en place une telle prise en charge. Le programme est, pour moi, des plus intéressants. Toutes les fonctions cognitives connues pour être touchées dans la sclérose en plaques sont stimulées. Les séances « unifonction » permettent aux participants de bien comprendre le fonctionnement de chacune des fonctions travaillées, et de l'optimiser, par facilitation/ réorganisation. Les dernières séances, « plurifonctions », donnent l'occasion de se mettre dans des situations encore plus écologiques, proches de celles de la vie de tous les jours. La dernière séance, consistant en un « grand jeu », permet de terminer le programme d'une manière conviviale et amusante.*

Le contenu des séances est varié, moderne et ludique, avec des supports visuels de très bonne qualité. Le niveau de difficulté est adapté (les exercices ne sont pas trop « faciles », ce qui pourrait déplaire à des participants jeunes et/ou d'un haut niveau, comme le sont ceux du groupe que je suis actuellement). Il peut, par ailleurs, être modulé, pour certains exercices, en fonction des capacités des participants. Le livre de l'animateur contenant les exercices et leurs solutions est complet et agréable à consulter. Les consignes sont clairement expliquées.

Les participants avec lesquels je travaille actuellement sont ravis de bénéficier de ce programme, qui leur plaît beaucoup. Chacun a pu identifier ses points forts et ses points faibles, et peut les travailler lors des séances mais également en dehors.

J'éprouve moi-même un grand plaisir à utiliser ce programme, qui a, je pense, toutes les qualités requises pour ce type de prise en charge ! »

Marion Gibelin, Neuropsychologue réseau SEP Auvergne

« Au-delà d'un programme de remédiation cognitive, ces séances représentent un lieu d'échanges, d'écoute et de convivialité. Elles permettent de proposer aux patients une prise en charge spécifique de leurs difficultés, au cours de laquelle ils peuvent partager leurs expériences, leurs vécus et ressentis concernant les troubles cognitifs, handicap invisible qui est souvent source d'un profond mal-être et d'une incompréhension de la part de l'entourage.

En tant que neuropsychologue, je pense que le matériel proposé par Hélène BRISSART et Marianne LEROY présente une qualité et une spécificité rares, qui constituent un guide exceptionnel pour la prise en charge des troubles cognitifs de nos patients SEP. Notre rôle de clinicien est également mis à l'honneur puisque les séances nous permettent de recueillir des éléments bien plus affinés concernant les plaintes, les souffrances, les gênes des patients sur cet aspect qu'est la cognition.

En tant qu'animatrice d'un groupe, je constate que le déroulement du programme se fait de manière fluide et aisée, avec des consignes et des exercices extrêmement bien travaillés, nous permettant ainsi de nous approprier le matériel et de pouvoir l'utiliser simplement. Le manuel de l'animateur est tel que nous pouvons le suivre sans difficulté, puisque tout le nécessaire a été détaillé : de la définition de la composante cognitive travaillée pendant la séance, au timing de chaque exercice, en passant par des conseils concernant la présentation de la consigne ou les modifications possibles à apporter à l'exercice si besoin.

Chaque séance reste différente et confirme les bienfaits que ce programme peut apporter à nos patients. Encore récemment, une patiente me confiait avoir essayé de transférer ce que nous avions vu en séance sur les fonctions exécutives dans son quotidien : « Je suis seule chez moi depuis peu de temps, mais je ne me sentais plus capable de recevoir du monde, par peur de ne pas pouvoir aller au bout... Mais, c'était mon anniversaire la semaine dernière, et j'ai décidé d'inviter mes enfants et des amis à venir manger. J'ai fait comme ce que nous avions vu... un planning ! J'étais fière de moi, parce que ça n'a pas été si difficile que ça ! »

Outre le bénéfice que ces groupes peuvent avoir sur le fonctionnement cognitif, il est important de prendre en compte les bienfaits qu'ils peuvent avoir sur les interactions sociales, la qualité de vie, l'estime de soi ou encore les aspects psychoaffectifs. Une autre patiente me disait : « Je savais pourquoi je m'étais inscrite au groupe au départ... J'étais isolée chez moi, je n'arrivais plus à sortir de ma maison, j'avais moins d'envies... Ça m'a fait peur, et je me suis décidée à venir... Aujourd'hui, je me sens moins seule, et surtout moins bête de perdre mes clés, d'être fatiguée, de ne pas toujours me souvenir de ce que j'ai pu faire la semaine dernière... Les autres aussi ça leur arrive... »

Ces témoignages me semblent être le meilleur argument qui confirme la qualité et la spécificité de ce programme de remédiation cognitive. Du matériel de valeur où l'on peut voir tout l'investissement que les auteurs ont mis ces dernières années, afin de nous offrir un outil adapté et ajusté à nos patients SEP qui souffrent du déclin de leur efficience cognitive.

Un réel plaisir partagé à chaque séance avec les patients, d'une assiduité remarquable ! »

Anne Carré et Déborah Coulm, Psychologues, co-animatrices du groupe Sindefi

« Le programme ProCog-SEP est facile à mettre en place et demande un temps de préparation relativement court avant chaque séance. Nous sommes dès la mise en route du groupe en possession de toutes les séances. Cela permet de les préparer à l'avance, d'anticiper les éventuelles demandes mais également de réfléchir aux stratégies à utiliser.

Toutes les informations utiles à l'animateur pour structurer le déroulement des séances (définition de la fonction étudiée, consignes détaillées, temps nécessaire à chaque exercice, exemples, corrections) sont incluses dans le manuel, ce qui le libère de certains aspects purement rééducatifs pour se concentrer sur une observation davantage clinique.

Par ailleurs, en cas de doute, les auteures du programme sont disponibles pour répondre à chaque question que l'on peut se poser. Les bilans prégroupe permettent d'emblée de légitimer les troubles cognitifs et dégagent ainsi les participants d'un besoin de prouver la réalité de leurs symptômes.

A Sindefi, la cohésion du groupe a été assez rapide et perceptible dès la 3e session. Les participants ont vite adhéré à un processus d'entraide et d'échange de stratégies. Ces temps d'échange leur ont permis de passer d'une position déficitaire à une position de compétence et de capacité potentielle à aider les autres.

Le groupe a donc permis un recadrage valorisant, avec une double valence :

- vers l'autre, en l'aidant,

- vers soi via le travail de métacognition. Celui-ci permet au participant une compréhension de son propre fonctionnement cognitif, de ses difficultés mais aussi de ses capacités : les pertes subjectivement diffuses deviennent des pertes focales identifiées. Les participants prennent également conscience de la possibilité de mobiliser leur cognition lors d'activités quotidiennes et ludiques. Ils peuvent ainsi tenter de maîtriser un des aspects de leur maladie, imprévisible et déroutante. Cette prise en charge les met en position active dans cet aspect de leurs soins.

Enfin, les résultats aux différents tests et échelles proposés aux participants en pré et post-groupe nous ont convaincues de renouveler cette expérience : bénéfices au niveau cognitif, mais aussi au niveau de leur qualité de vie et de leur capacité à gérer leur anxiété et le regard de l'autre en lien avec ces troubles. »

5.4. Conseils d'utilisation de ProCog-SEP

5.4.1. Utilisation

Cet ouvrage se compose de 20 séances avec solutions à utiliser par le thérapeute animant la prise en charge. Les feuillets pour les patients sont sur le livret fourni avec l'ouvrage.

Le rythme conseillé des séances individuelles est d'une séance (30 minutes) par semaine.

Le rythme conseillé d'une prise en charge de groupe est de 2 à 3 séances réalisées en une fois (environ 90 minutes) tous les 15 jours avec un groupe de 4 à 8 participants.

5.4.2. Ligne de base

Un bilan neuropsychologique est souhaitable avant, après et à distance de la prise en charge des troubles cognitifs. Il peut comprendre l'évaluation de la vitesse de traitement, de la mémoire épisodique verbale et non verbale, de la mémoire à court terme, de la mémoire de travail, des fonctions exécutives et attentionnelles, et des capacités de dénomination orale. Les batteries brèves mentionnées pages 29/30 peuvent vous aider pour élaborer ce bilan et complétées par d'autres outils. Dans le cadre d'un accompagnement thérapeutique, des questionnaires mesurant la plainte cognitive, l'estime de soi, l'humeur, la fatigue et la qualité de vie peuvent compléter l'évaluation du patient. Les épreuves conseillées sont citées dans le tableau situé sur la page suivante.

Tableau 1: Echelles et questionnaires pour l'évaluation cognitive et comportementale des patients SEP

Dimension explorée	Nom de l'épreuve	Références
Plainte cognitive	MMQ	Fort, I., Adoul, L., Holl, D., Kaddour, J., & Gana, K. (2004). Psychometric properties of the French version of the Multifactorial Memory Questionnaire for adults and the elderly. *Canadian Journal on Aging/La Revue canadienne du vieillissement, 23*(4), 347-357.
	Mc Nair	Poitrenaud J., Israël L., Kozarevic D. Cogntive difficulties in activity of daily living : factorial structures and empirical validity of shortened french version of the Mac Nair & Kahn cognitive difficulties scale., 1993, XV congress of the international association of Gerontology.
Estime de soi	Echelle de Rosenberg	Vallieres, E. F., & Vallerand, R. J. (1990). Traduction et validation canadienne-française de l'échelle de l'estime de soi de Rosenberg. *International journal of psychology, 25*(2), 305-316.
	Echelle multidimensionnelle de Coopersmith	Coopersmith S. Self-esteem Inventories. Palo Alto (Ca). Consulting Psychologists Press; 1987.
Humeur	Inventaire de depression (Beck)	Beck A. T., Éditions du Centre de psychologie appliquée (Paris). Robert A.. Steer, & Gregory K.. Brown. Inventaire de dépression de Beck. Les Éditions du Centre de psychologie appliquée. 1998
Fatigue	Fatigue Inventory Scale – traduite en français	Debouverie M, Pittion S, Guillemin F, Vespignani H. (2002). Echelles et classifications. Les échelles de fatigue utilisées au cours de la sclérose en plaques. Rev neurol, 158: 1139-1143.
	EMIF-SEP (française)	Debouverie M, Pittion-Vouyovitch S, Louis S, Guillemin F. Validity of a French version of the fatigue impact scale in multiple sclerosis. Mult Scler. 2007 Sep;13(8):1026-32.

6. Bibliographie

Achiron, A. & Barak, Y. (2003). Cognitive impairment in probable multiple sclerosis. *Journal of Neurology, Neurosurgery and Psychiatry, 74* (4), 443-446.

Achiron, A., Polliack, M., Rao, SM., Barak, Y., Lavie, M., Appelboim, N. & Harel, Y. (2005). Cognitive patterns and progression in multiple sclerosis: construction and validation of percentile curves. *Journal of Neurology, Neurosurgery and Psychiatry, 76*, 744-9.

Amato, M. P., Ponziani, G., Pracucci, G., Bracco, L., Siracusa, G. & Amaducci, L. (1995). Cognitive impairment in early-onset multiple sclerosis : Patterns, predictors, and impact on everyday life in a 4-year follow-up. *Archives of Neurology, 52*, 168-72.

Au Duong, M.V., Boulanouar, K., Audoin, B., Tresera, S., Ibarrola, D., Malikova, I., *et al.* (2005). Modulation of effective connectivity Inside the working Memory network in patients at the earliest stage of multiple sclerosis. *NeuroImage, 24*, 533-8.

Audoin, B., Au Duong, M.V., Ranjeva, J.P., Ibarrola, D., Malikova, I., Confort-Gouny, S., *et al.* (2005). Magnetic résonance study of the influence of tissue damage and cortical reorganization on PASAT performance at the earliest stage of multiple sclerosis. *Human Brain Mapping, 24*, 216-228

Audoin, B., Ibarrola, D., Ranjeva, J.P., Confort-Gouny, S., Malikova, I., Ali-Cherif, A., & al. (2003). Compensatory cortical activation observed by fMRI during a cognitive task at the earliest stage of MS. *Human Brain Mapping, 20,* 51-58.

Bamer AM, Cetin K, Johnson KL, et al. Validation study of prevalence and correlates of depressive symptomatology in multiple sclerosis. Gen Hosp Psychiatry 2008;30(4):311-7.

Beatty, W. W. (1993). Cognitive and emotionnal disturbances in multiple sclerosis. *Neurologic Clinics, 11*, 189-204.

Beatty, W. W., Goodkin, D.E, Monson, N. & Beatty PA (1989). Cognitive disturbances in patients with relapsing remitting multiple sclerosis. *Archives of Neurology, 46*, 1113-9.

Benedict RHB, Groninger L, Schretlen D, Dobraski M, Shpritz B. Revision of the brief visuospatial memory test: Studies of normal performance, reliability, and, validity. Psychological Assessment. 1996 Jun;8(2):145-153.

Benedict RH, Amato MP, Boringa J, Brochet B, Foley F, Fredrikson S, Hamalainen P, Hartung H, Krupp L, Penner I, Reder AT, Langdon DW (2012). Brief international cognitive assessment for MS (BICAMS): international standard for validation. *BMC Neurol*, 16:55.

Bishop M, Rumrill PD. Multiple sclerosis: Etiology, symptoms, incidence and prevalence, and implications for community living and employment. Work Read Mass. 2015;52(4):725-34.

Boeschoten RE, Braamse AMJ, Beekman ATF, Cuijpers P, van Oppen P, Dekker J, Uitdehaag BMJ. Prevalence of depression and anxiety in Multiple Sclerosis : a systematic review and meta-analysis. J of Neurological Sciences 2017;372: 331-342

Brissart H, Daniel F, Morele E, Leroy M, Debouverie M et Defer G-L (2011). Remédiation cognitive dans la Sclérose en plaques : Confrontation entre l'évaluation et la prise en charge. *Rev Neurol*, 167, 280-290.

Brissart H, Leininger M, Le Perf M, Taillemite L, Morele E & Debouverie M. (2012). Mémoire de travail dans la Sclérose en plaques. *Rev Neurol* 168, 15-27.

Brissart H, Leroy M, Debouverie M. (2010). Première évaluation d'un programme de remédiation cognitive chez des patients atteints de Sclérose en Plaques: PROCOG-SEP. *Rev Neurol*, 166, 406-411.

Brissart H, Morele E, Baumann C & Debouverie M. (2012). Verbal episodic memory in 426 multiple sclerosis patient : impairment in encoding, retrieval or both. *Neurol Sci*, 33(5) 1117-23.

Brissart, H., Leroy, M. , Morele, E., Baumann, C., Spitz, E. & Debouverie, M. (2013). Cognitive Rehabilitation in Multiple Sclerosis. *Neurocase*, 6 : 553-565.

Brissart, H., Morele, E., Baumann, C., Le Perf, M., Leininger, M., Taillemite, L., Dillier, C., Pittion, S., Spitz, E. & Debouverie, M. (2013). Cognitive assessment among different clinical courses of Multiple Sclerosis. *Neurological Research,* 35(8):867-72

Brissart H., Omorou, A.Y., Forthoffer, N., Berger, E., Moreau, T., De Seze, J., Morele, E., & Debouverie, M. (2020). Memory improvement in Multiple Sclerosis after an extensive cognitive rehabilitation program in groups with a multi-center double-blind randomized trial. Clinical rehab, in press.

Caine, E.D., Bamfort, K.A., Schiffer, R.B., Schoulson, I., Sanford, L. (1986). A controlled neuropsychological comparisons of Huntington's disease and multiple sclerosis. *Archives of Neurology, 43*, 249-254.

Callanan, M.M., Logsdail, S.J., Ron, M.A., Warrington, E.K. (1989). Cognitive impairment in patients with clinically isolated lesions of the type seen in multiple sclerosis. A psychometric and MRI study. *Brain, 112*, 361-374.

Caroll, M., Gates, R., Roldan, F. (1984). Memory impairment in Multiple Sclerosis. *Neuropsychologia, 22*, 297-302.

Chen JJ, Carletti F, Young V, Mckean D, Quaghebeur G. MRI differential diagnosis of suspected multiple sclerosis. Clin Radiol. 2016;71(9):815-27.

Chwastiak L, Gibbons LE, Ehde DM, Sullivan M, Bowen JD, Bombardier CH, et al. Fatigue and psychiatric illness in a large communitysample of persons with multiple sclerosis. J Psychsom Res 2005;59:291-8.

das Nair, R., Martin, K. J., & Lincoln, N. B. (2016). Memory rehabilitation for people with multiple sclerosis. *Cochrane Database of Systematic Reviews*, (3).

Debouverie M, Pittion-Vouyovitch S, Louis S, Guillemin F. Validity of a French version of the fatigue impact scale in multiple sclerosis. Mult Scler. 2007 Sep;13(8):1026-32.

Debouverie, M., Lebrun, C., Jeannin, S., Pittion-Vouyovitch, S., Roederer, T., Vespignani H. (2007). More severe disability of North Africans vs. European with multiple sclerosis in France. *Neurology, 68* (1), 29-32.

Defer, G.L., Daniel, F., & Marié, R.M. (2006). Etude de la mémoire épisodique dans la sclérose en plaques grâce au California Verbal Learning Test: données en faveur d'une altération de l'encodage. *Revue Neurologique,162*, 852-857.

Deloire, M.S., Salort, E., Bonnet, M., Arimone, Y., Boudineau, M., Amieva, H. et al. (2005). Cognitive impairment as marker of diffuse brain abnormalities in early relapsing remitting multiple sclerosis. *Journal of Neurology, Neurosurgery and Psychiatry, 76(4)*, 519-26.

DeLuca, J., Barbieri-Berger, S., & Johnson, S.K. (1994). The nature of memory impairments in multiple sclerosis: acquisition versus retrieval. *Journal of Clinical and Experimental Neuropsychology, 16*,183-9.

DeLuca, J., Gaudino, E.A., Diamond, B.J., Christodoulou, C. & Engel, R. A. (1998). Acquisition and storage deficits in multiple sclerosis. *Journal of Clinical and Experimental Neuropsychology, 20*, 376-90.

Demaree, H. A., DeLuca, J., Gaudino, E. A., & Diamond, B. J. (1999). Speed of information processing as a key deficit in multiple sclerosis : implications for rehabilitation. *Journal of Neurology, Neurosurgery, and Psychiatry, 67*, 661-663.

Denney, D.R, Sworowski, L. A., Lynch, S.G. (2005). Cognitive impairment in three subtypes of multiple sclerosis. *Archives of Clinical Neuropsychology, 20*, 967-981.

Denney, D.R., Lynch, S.G., Parmenter, B.A. (2008). A 3-year longitudinal study of cognitive impairment in patients with primary progressive multiple sclerosis: Speed matters. *Journal of the Neurological Sciences, 267*, 129-136.

Dujardin, K., Sockeel, P., Cabaret, M., De Seze, J., & Vermersch, P. (2004). La BCcogSEP: une batterie courte d'évaluation des fonctions cognitives destinées aux patients souffrant de sclérose en plaques. *Revue neurologique, 160* (1), 51-62.

El Adssi H, Debouverie M, Guillemin F, LORSEP Group (2012). Estimating the prevalence and incidence of multiple sclerosis in the Lorraine region, France, by the capture-recapture method. *Mult Scler J*, 18(9):1244-50.

Feinstein A. Neuropsychiatric syndromes associated with multiple sclerosis. J Neurol 2007;254:73-6.

Feuillet, L., Reuter, F., Audoin, B., Malikova, I., Barrau, K. *et al.* (2007). Early cognitive impairment in patient with clinically isolated syndrome suggestive of multiple sclerosis. *Multiple Sclerosis, 13*, 124-7.

Filippi M, Rocca MA, Ciccarelli O, De Stefano N, Evangelou N, Kappos L, et al. MRI criteria for the diagnosis of multiple sclerosis: MAGNIMS consensus guidelines. Lancet Neurol. 2016;15(3):292-303.

Fishman I, Benedict RHB, Bakshi R, et al. Construct validity and frequency of euphoria sclerotic in multiple sclerosis. J Neuropsychiatry Clin Neurosci 2004;16:350-6.

Foong, J., Rosewicz, L., Quaghebeur, G., *et al.* (1997). Executive function in multiple sclerosis ; the lobe frontal pathology. *Brain, 120*, 15-26.

Fort, I., Adoul, L., Holl, D., Kaddour, J., & Gana, K. (2004). Psychometric properties of the French version of the Multifactorial Memory Questionnaire for adults and the elderly. *Canadian Journal on Aging/La Revue canadienne du vieillissement, 23*(4), 347-357.

Foulon S, Maura G, Dalichampt M, Alla F, Debouverie M, Moreau T, et al. Prevalence and mortality of patients with multiple sclerosis in France in 2012: a study based on French health insurance data. J Neurol. 2017;264(6):1185-92.

Friend, K.B., Rabin, B. M., Groninger, L., Deluty, R.H,, Bever, C. & Grattan, L. (1999). Language functions in patients with multiple sclerosis. *The Clinical Neuropsychologist, 13* (1), 78-94.

Gaudino, E.A., Chiaravalloti, N.D., DeLuca, J.D., & Diamond. B.J. (2001). A comparison of memory performance in relapsing-remitting, primary progressive and secondary progressive, multiple sclerosis. *Neuropsychiatry, Neuropsychology and Behavioral Neurology, 14*, 32-44.

Giordano A, Granella F, Lugaresi A, Martinelli V, Trojano M, Cofalonieri P. Anxiety and depression in multiple sclerosis patients around diagnosis. J Neurol Sci 2011;307:86-91.

Goverover, Y., Chiaravalloti, N. D., O'Brien, A. R., & DeLuca, J. (2018). Evidenced-based cognitive rehabilitation for persons with multiple sclerosis: an updated review of the literature from 2007 to 2016. *Archives of physical medicine and rehabilitation, 99*(2), 390-407.

Grafman, J., Rao, S., & Litvan, I. (1990). Disorders of memory. In Rao S. M. Neurobehavioral Aspects of Multiple Sclerosis. New York, NY: Oxford University Press, pp: 103-17.

Gronseth, G. S., Woodroffe, L. M., & Getchius, T. S. (2011). Clinical practice guideline process manual. *St. Paul, MN: American Academy of Neurology*. Available at: **http://tools.aan.com/globals/axon/assets/9023.pdf**.

Henry, J.D., & Beatty, W. W. (2006). Verbal fluency deficits in multiple sclerosis. *Neuropsychologia, 44* (7), 1166-1174.

Hoang H, Laursen B, Stenager N , Stenager E. Psychiatric co-morbidity in multiple sclerosis: the risk of depression and anxiety before and after MS diagnosis. Mult Scler 2016 Mar;22(3):347-53.

Huijbregts, S.C.J., Kalkers, N.F., De Sonneville, L. M. J,, De Groot, V., Reulings, I. E. W., & Polman, C.H. (2004). Differences in cognitive impairment of relapsing remitting, secondary, and primary progressive MS. *Neurology, 63*, 335-9.

Janculjak, D., Mubrin, Z., Brinar, V., Spilich, G. (2002). Changes of attention and memory in group of patients with multiple sclerosis. *Clinical Neurology and Neurosurgery, 104* (3), 221-227.

Janssens AC, van Doorn PA, de Boer JB, et al. Impact of recently diagnosed multiple sclerosis on quality of life, anxiety, depression and distress of patients and partners. Acta Neurol Scan 2003;108:389-95.

Janssens AC, Van Doorn PA, de Boer JB, et al. Perception of pronostic risk in patients with multiple sclerosis: the relationship between anxiety, depression and disease-related distress. J Clin Epidemiol 2004;57(2):180-6.

Jennekens-Schinkel, A., Van der Velde, E.A., Sanders, E.A., Lanser, J.B. (1990). Memory and learning in outpatients with quiescent multiple sclerosis. *Journal of Neurological Sciences, 95*, 311-325.

Joly, H., Cohen, M., & Lebrun, C. (2014). Demonstration of a lexical access deficit in relapsing-remitting and secondary progressive forms of multiple sclerosis. *Revue neurologique, 170*(8-9), 527-530.

Jose SAM. Psychological aspects of multiple sclerosis. Clin Eurol Neurosurg 2008;110:868-77.

Koch MW, Patten S et al. Depression in multiple sclerosis : a long-term longitudinal study. Mult Scler 2015; 21;76-82

Korostil M, Feinstein A. Anxiety disorders and their clinical correlates in multiple sclerosis patients. Mult Scler 2007;13:67-72.

Kurtzke JF. Rating neurologic impairment in multiple sclerosis: an expanded disability status scale (EDSS). Neurology. 1983;33(11):1444-52.

Lacour, A., De Seze, J., Revenco, E., Lebrun, C., Masmoudi, K., Vidry, E. *et al.* (2004). Acute aphasia in multiple sclerosis: A multicenter study of 22 patients. *Neurology, 62* (6), 974-7.

Leavitt, V.M., Lengenfelder, J., Moore, N.B., Chiaravalloti, N.D. & Deluca, J. (2011). The relative contributions of processing speed and cognitive load to working memory accuracy in multiple sclerosis. *Journal of Clinical and Experimental Neuropsychology,10*, 1-7.

Leray E, Morrissey SP, Yaouanq J, et al. Long-term survival of patients with multiple sclerosis in West France. Mult Scler 2007;13:865-74.

Leray E, Yaouanq J, Le Page E, Coustans M, Laplaud D, Oger J, et al. Evidence for a two-stage disability progression in multiple sclerosis. Brain. 2010;133(7):1900-13.

Linker RA, Kieseier BC, Gold R. Identification and development of new therapeutics for multiple sclerosis. Trends Pharmacol Sci. 2008;29(11):558-65.

Litvan, I., Grafman, J., Vendrell, P., & Martinez, J.M. (1988). Slowed information processing in multiple sclerosis. *Archives of Neurology, 45*, 281-5.

Lublin FD, Reingold SC, Cohen JA, Cutter GR, Sørensen PS, Thompson AJ, et al. Defining the clinical course of multiple sclerosis: the 2013 revisions. Neurology. 2014;83(3):278-86.

Lublin, F. D., & Reingold, S. C. (1996). Defining the clinical course of multiple sclerosis : Results of an international survey. *Neurology, 46*, 907-911.

Lyon-Caen, O., & Clanet, M. (1997). Diagnostic. In Libbey, J. (Eds). La sclérose en plaques. (p 83-101). Paris : John Libbey Eurotext.

Machado-Santos J, Saji E, Tröscher AR, Paunovic M, Liblau R, Gabriely G, et al. The compartmentalized inflammatory response in the multiple sclerosis brain is composed of tissue-resident CD8+ T lymphocytes and B cells. Brain. 2018;141(7):2066-82.

Mariani, C., Farina, E., Cappa, S.F., Anzola, G.P., Faglia, L., Bevilacqua, L. *et al.* (1991). Neuropsychological assessment in multiple sclerosis : a follow-up study with magnetic resonance imaging. *Journal of Neurology, 238* (7), 395-400.

McDonald WI, Compston A, Edan G, Goodkin D, Hartung HP, Lublin FD, et al. Recommended diagnostic criteria for multiple sclerosis: guidelines from the International Panel on the diagnosis of multiple sclerosis. Ann Neurol. 2001;50(1):121-7.

McFarlin DE, McFarland HF. Multiple Sclerosis. N Engl J Med. 1982 a ;307(19):1183-8.

McFarlin DE, McFarland HF. Multiple Sclerosis. N Engl J Med. 1982 b ;307(20):1246-51.

Miller DH, Chard DT, Ciccarelli O. Clinically isolated syndromes. Lancet Neurol. 2012;11(2):157-69.

Mitolo, M., Venneri, A., Wilkinson, I. D., & Sharrack, B. (2015). Cognitive rehabilitation in multiple sclerosis: a systematic review. *Journal of the Neurological Sciences, 354*(1-2), 1-9.

Montreuil M, Pelletier J. Troubles thymiques et émotionnels. In: Defer G, Brochet B, Pelletier J, Neuropsychologie de la sclérose en plaques. Issy-les-Moulineaux : Elsevier Masson; 2010, p. 25-46.

Montreuil M, Petropoulou H. Humeur et émotions dans la sclérose en plaques. Neuropsy News 2003;2:91-6.

Nocentini, U., Pasqualetti, P., Bonavita, S., Buccafusca, M., De Caro, M. F., Farina, D., et al. (2006). Cognitive dysfunction in patients with relapsing-remitting multiple sclerosis. *Multiple Sclerosis, 12*, 77-87.

Noseworthy JH, Lucchinetti C, Rodriguez M, Weinshenker BG. Multiple Sclerosis. N Engl J Med. 2000;343(13):938-52.

Olivares, T., Nieto, A., Sanchez, MP., Wollmann, T., Hernandez, MA., & Barroso, J. (2005). Pattern of neuropsychological impairment in the early phase of relapsing-remitting multiple sclerosis. *Multiple Sclerosis, 11*,191-7.

Patten SB, Beck CA, Williams JV, et al. Major depression in multiple sclerosis: a population-based perspective. Neurology 2003;61(11):524-7.

Patti, F., Failla, G., Cianco, M.R., L'Episcopo, M.R., Reggio, A. (1998). Neuropsychological, neuroradiological and clinical findings in multiple sclerosis. A 3 years follow-up study. *European Journal of Neurology, 5* (3) : 283-6.

Poitrenaud J., Israël L., Kozarevic D. Cogntive difficulties in activity of daily living : factorial structures and empirical validity of shortened french version of the Mac Nair & Kahn cognitive difficulties scale., 1993, XV congress of the international association of Gerontology

Polman CH, Reingold SC, Banwell B, Clanet M, Cohen JA, Filippi M, et al. Diagnostic criteria for multiple sclerosis: 2010 revisions to the McDonald criteria. Ann Neurol. 2011;69(2):292-302.

Polman CH, Reingold SC, Edan G, Filippi M, Hartung H-P, Kappos L, et al. Diagnostic criteria for multiple sclerosis: 2005 revisions to the « McDonald Criteria ». Ann Neurol. 2005;58(6):840-6.

Poser CM, Paty DW, Scheinberg L, McDonald WI, Davis FA, Ebers GC, et al. New diagnostic criteria for multiple sclerosis: guidelines for research protocols. Ann Neurol. 1983;13(3):227-31.

Prakash, R. S., Snook, E. M., Lewis, J. M., Motl, R. W., & Kramer, A. F. (2008). Cognitive impairments in relapsing-remitting multiple sclerosis: a meta-analysis. *Multiple Sclerosis Journal, 14*(9), 1250-1261.

Prakash, R.S., Snook, E.M., Lewis, J.M., Motl, R.W., Kramer, A.F. (2006). Cognitive impairments in relapsing-remitting multiple sclerosis : a meta analysis. *Multiple sclerosis,12,* 187-95.

Pujol, J., Vendrell, P., Deus, J., Junque, C., Bello, J., Marti-Vilalta, J. L, et al. (2001). The effect of medial frontal and posterior parietal demyelinating lesions on stroop interference. *NeuroImage, 13* (1), 68-75.

Rao, S. M. (1996). White matter disease and dementia. *Brain Cognition, 31*(2), 250-268.

Rao, S. M., Leo, G. J., & St Aubin-Faubert, P. (1989). On the nature of memory disturbance in multiple sclerosis. *Journal of Clinical and Experimental Neuropsychology, 11,* 699-712.

Rao, S.M. (1986). Neuropsychology of multiple sclerosis : a critical review. *Journal of Clinical and Experimental Neuropsychology, 8* (5), 503-542.

Rao, S.M. (1995). Neuropsychology in multiple sclerosis. *Currents Opinion Neurology, 8,* 216-220.

Rao, SM., Leo, GJ., Bernardin, L., & Unverzagt, F. (1991a). Cognitive dysfunction in multiple sclerosis: I. Frequency, patterns, and prediction. *Neurology, 41,* 685-91.

Rossi S, Studer V et al. Neuroinflammation drives anxiety and depression in relapsing-remitting multiple sclerosis. Neurology. 2017; 89(13):1338-1347

Rosti-Otajärvi, E. M., & Hämäläinen, P. I. (2014). Neuropsychological rehabilitation for multiple sclerosis. *Cochrane Database of Systematic Reviews*, (2).

Roussel M, Godefroy O. La Batterie GREFEX: Données normatives. Fonctions exécutives et pathologies neurologiques et psychiatriques. Godefroy O et GREFEX, éditeurs. Marseille, Solal. 2008: 231-252.

Ryan, J. J., Gontkovsky, S. T., Kreiner, D. S., & Tree, H. A. (2012). Wechsler Adult Intelligence Scale–Fourth Edition performance in relapsing–remitting multiple sclerosis. *Journal of clinical and experimental neuropsychology, 34*(6), 571-579.

Salou M, Ngono AE, Garcia A, Michel L, Laplaud D-A. Immunité adaptative et physiopathologie de la sclérose en plaques. /data/ revues/02488663/v34i8/S0248866313004372/ [Internet]. 8 août 2013 [cité 30 juin 2019]; Disponible sur: https://www.em-consulte.com/en/ article/827163

Schwid, S.R., Goodman, A.D., Weinstein, A., McDermott, M.P,, Johnson, K.P. for the Copaxone study group. (2007). Cognitive function in relapsing multiple sclerosis : minimal change in a 10 year clinical trial. *Journal of Neurological Sciences, 255* (1-2), 55-63.

Sheridan, L.K., Fitzgerald, H.E., Adams, K. M., Nigg, J. T., Martel, M. M., Puttler, L. I., Wong, M. M. et al. (2006). Normative symbol digit modalities test performance in a community-based sample. *Archives of Clinical Neuropsychology, 21*, 23-28.

Sonneville, L. M. J., Boringa, J. B., Reuling, I. E. W., Lazeron, R. H. C., Adèr, H. J., & Polman, C. H. (2002). Information processing characteristics in subtypes of multiple sclerosis. *Neuropsychologia, 40*, 1751-1765.

Stenager EN, Jensen B, Stenager M, et al. Suicide attempts in multiple clerosis. Mult Scler 2011;17:1265-8.

Sternberg, S. (1969). Memory-scanning: Mental processes revealed by reaction-time experiments. *American Scientist, 57*, 421-457.

Stoquart-Elsankari S, Bottin C, Roussel-Pierrone, M & Godefroy. Motor and cognitive slowing in multiple sclerosis : an attentional deficit ? (2010). *Clinical Neurology and Neurosurgery, 112 (3), 226-232*

Théaudin M, Romero K, Feinstein A. In multiple sclerosis anxiety, not depression, is related to gender. Mult Scler 2016;22(2):239-44.

Thompson AJ, Banwell BL, Barkhof F, Carroll WM, Coetzee T, Comi G, et al. Diagnosis of multiple sclerosis: 2017 revisions of the McDonald criteria. Lancet Neurol. 2018;17(2):162-73.

Thornton, A. E., Raz, N., & Tucker, K. A. (2002). Memory in multiple sclerosis: contextual encoding deficits. *Journal of International Neuropsychological Society, 8*, 395-409.

Tran Thi Mai, Godefroy Olivier.« La Batterie d'Évaluation des Troubles Lexicaux : effet des variables démographiques et linguistiques, reproductibilité et seuils préliminaires », Revue de neuropsychologie, 2011/1 (Volume 3), p. 52-69.

Trapp BD, Peterson J, Ransohoff RM, Rudick R, Mörk S, Bö L. Axonal transection in the lesions of multiple sclerosis. N Engl J Med. 29 1998;338(5):278-85.

Trapp BD, Ransohoff R, Rudick R. Axonal pathology in multiple sclerosis: relationship to neurologic disability. Curr Opin Neurol. 1999;12(3):295-302.

Tuschiya KJ, Byrne M, Mortensen PB. Risk factors in relation to an emergence of bipolar disorder: a systematic review. Bipolar Disorders 2003;5(4):231-42.

Van Den Burg, W., Van Zomeren, A.H., Minderhoud, J.M., Prange, A.J.A., Meijer, N.S.A. (1987). Cognitive impairments in patients with multiple sclerosis and mild physical disability. *Archives of Neurology, 44*, 494-501.

Vitkovitch, M., Bishop, S., Dancey, C., Richards, A. (2002). Stroop interference and negative priming in patients with multiple sclerosis. *Neuropsychologia, 40*,1570-1579.

Wallace, G.L., & Holmes, S. (1993). Cognitive-linguistic assessment of individuals with multiple sclerosis. *Archives of Physical Medicine and Rehabilitation, 74*, 637-43.

Wechsler, D. Wechsler Adult Intelligence Scale-IV (WAIS-IV) – New York: Psychological Corporation, 2011.

Wishart, H., & Sharpe, D. (1997). Neuropsychological aspects of multiple sclerosis: a quantitative review. *Journal of Neurology, Neurosurgery and Psychiatry, 39* (10), 1008-1013.

Zakzanis, K. K. (2000). Distinct neurocognitive profiles in multiple sclerosis subtypes. *Archives of Clinical Neuropsychology, 15* (2), 115-136.

Zimmermann, P., & Fimm, B. Test for attention performance (TAP). 1995

6. Bibliographie

PARTIE 2

Séances d'exercices ProCog-SEP

Les séances d'exercices ProCog-SEP ont été conçues pour des personnes atteintes de sclérose en plaques présentant pour la plupart une atteinte cognitive légère à modérée, centrée au niveau de la mémoire épisodique verbale, de la mémoire de travail, et ou des fonctions exécutives et attentionnelles. Un léger trouble d'accès lexical est également parfois observé, source importante d'une perte de confiance en soi, qu'il apparaît essentiel de prendre en charge.

Ce programme se base sur les techniques de facilitation-réorganisation, et vise à mobiliser les fonctions cognitives perturbées, mais également de renforcer les fonctions cognitives préservées.

Les séances sont donc uni ou pluri dimensionnelles, avec une démarche psychoéducative pour bien renforcer les connaissances du patient sur son propre fonctionnement cérébral.

Ce programme a été validé auprès de personnes atteintes de sclérose en plaques, toutes ces séances d'exercices peuvent bien sûr être proposées à des personnes présentant un profil cognitif similaire.

ProCog SEP

Séance 1

Pour cette séance, nous allons faire des exercices ludiques autour du thème du langage, qui s'inscrit également dans notre jargon scientifique comme « mémoire sémantique », terme pouvant se rapprocher pour une traduction plus commune de « la mémoire des mots et des concepts », de leur sens, leur définition. La mémoire des mots sera l'objet de la séance suivante. Aujourd'hui, nous allons aborder l'accès à ces mots.

Trouver le mot adapté

« Voici une discussion où certains mots manquent qu'il faut compléter : »

15 Min

M. et Mme Bourdon vont faire des courses en ville, ils organisent samedi soir une réception avec deux couples d'amis.

– Nous allons passer chez Mr. Billette pour la commande du rosbif, puis après nous irons directement au supermarché, dit Mme Bourdon à son mari.

– Au fait, à quelle **heure** leur as-tu demandé d'arriver ? Tu n'as pas oublié que j'avais mon tournoi de **golf / tennis** avec Jean-Bernard ce jour-là ?

– Mais non ! Je leur ai dit d'**arriver** vers 20 h 30, je pense que tu pourras être **prêt** à cette **heure**, non ?

– Parfait !

Ils arrivent devant le boucher et se garent.

– J'y **vais**, attends-moi, je n'en ai pas pour **longtemps**.

– Bonjour ma p'tite **dame**, qu'est-ce que je peux vous **proposer/offrir** aujourd'hui ?

– Bonjour Mr. **Billette**, je voudrais vous commander un **rosbif** pour **samedi soir**, vers quelle heure pourrai-je passer le **chercher** ?

– Vous voulez un morceau pour combien de personnes ?

– **Six**.

– Bon, je vous prépare un filet de 800 **grammes**, il sera prêt à partir de 11 heures.

– Parfait, merci et **bonne journée**.

– A **samedi**, au revoir.

Mme Bourdon remonte dans la **voiture** à côté de son **mari**, et ils partent ensemble au supermarché.

– Je te préviens chérie, on ne va pas passer trois **heures** à faire les **courses** !!!

– Ne sois pas **désagréable**, c'est toi qui m'as proposé de venir, alors nous prendrons le temps qu'il faut.

– Je sais, mais ne traînons pas tout de **même**…

– Tiens, gare-toi là, et va chercher un **caddie** pendant que je cherche ma liste de

courses qui doit être au fond de mon **sac**.

– Je file au rayon des liquides prendre de l'**eau** et des jus **de fruits**, pendant ce temps, tu peux aller à la fromagerie faire **la queue**, je te rejoins.

– Ok, et n'oublie pas l'eau **pétillante /minérale**.

Quelques minutes plus tard,

– Voilà, j'ai tout trouvé, ça te **convient** ? Où en es-tu ? As-tu déjà passé **commande** ?

– La fromagère est en train de tout m'emballer, et c'est bon. Nous pouvons continuer au rayon des fruits et **légumes**, t'as envie de quel **accompagnement** avec la viande ?

– Une ratatouille et un petit **gratin** de pommes de terre seraient idéals.

– Ça me va aussi, je te laisse choisir et peser les **légumes**, et je file au rayon frais.

Plus tard,

– Il ne nous reste plus qu'à passer chercher quelques **sucreries/biscuits/ douceurs** pour accompagner le café, et je pense qu'on peut avancer vers la caisse, dit-il.

– Je m'en occupe, je te laisse donc avancer à la **caisse**, et je te retrouve tout de **suite**.

– Tu vois, finalement, ajoute-t-il, on aura mis seulement une heure pour tout faire, je suis content, je t'accompagnerai peut-être de **nouveau** !!!

Conseils : pendant l'exercice, indicer le patient en proposant par exemple une lettre.

Puis à l'issue de l'exercice, discutez avec le patient des situations où des manques du mot se produisent, des stratégies qu'il a pu mettre en place.

Les mots contraints
Trouvez :

15 Min

- 4 mots sans la lettre E : *Java - Paradis - Transformation - Chat*

- 3 mots de 3 syllabes : *Agenda - Banane - Tabouret - Phalange*

- 5 mots de 6 lettres : *Ananas - Madame - Bonbon - Bouton - Jambon*

- 2 mots sans la lettre A : *Elle - Pomme*

- 5 mots désignant quelquechose de « rouge » : *Pomme - Sang - Poivron - Fraise - Tomate*

- 3 mots qui commencent par FA : *Famille – Fabuleux - Farandole*

Avec l'ensemble de ces mots rédigez une histoire :

....

....

....

....

....

ProCog SEP

Séance 2

Langage

Génération de mots

« Ecrire un mot à partir de chacune des lettres de l'alphabet. »

5-10 Min

Accès au lexique conceptuel

« Trouver le mot correspondant à ces 26 définitions, dont chaque réponse correspond à une lettre de l'alphabet. »

25 Min

1. Technique de la fabrication et de la conservation du vin → *Œnologie*

2. Racisme à l'égard des juifs → *Antisémitisme*

3. Communication à distance par la pensée, transmission de pensée → *Télépathie*

4. Suite de lignes formant entre elles des angles alternativement saillants et rentrants ; ligne brisée → *Zigzag*

5. Conduite publique en conformité avec les usages → *Bienséance*

6. Art du bien-manger, de la bonne chair → *Gastronomie*

7. Machination concertée secrètement entre plusieurs personnes dans le dessein de porter atteinte à la vie, à la sûreté d'une personne, ou à une institution → *Complot*

8. Objet, outil d'usage quotidien, ne comportant généralement pas de mécanisme, ou seulement un mécanisme de conception élémentaire → *Ustensile*

9. Inspiratrice d'un artiste, d'un poète → *Egérie*

10. Etat psychique proche du sommeil, provoqué artificiellement par suggestion ou par des moyens chimiques → *Hypnose*

11. En agissant de manière à ne pas être connu, reconnu → *Incognito*

12. Joie intense et extériorisée → *Jubilation*

13. Chute brutale des cours des valeurs financières ou boursières → *Krach*

14. Aversion, mépris pour les femmes → **Misogynie**

15. Accumulation de gaz gastro-intestinaux provoquant un ballonnement abdominal et l'émission de gaz → **Flatulence**

16. Recherche opérée dans un lieu (généralement au domicile d'un prévenu) pour trouver des objets, des documents, etc., utiles à une enquête, une instruction → **Perquisition**

17. Erreur que l'on commet en parlant ou en écrivant → **Lapsus**

18. Méprise qui fait prendre une chose pour une autre, malentendu → **Quiproquo**

19. Personne qui passe ses nuits à se divertir, à faire la fête → **Noctambule**

20. Action consistant à dénombrer des individus (habitants d'une ville, d'un Etat, etc.) → **Recensement**

21. Hostilité ou haine pour ce qui est étranger → **Xénophobie**

22. Spasme respiratoire bruyant d'une personne qui pleure → **Sanglot**

23. Personne capable d'émettre des sons articulés sans remuer les lèvres, donnant ainsi l'impression que ce n'est pas elle qui parle → **Ventriloque**

24. Acte par lequel on renonce à un emploi, à une dignité → **Démission**

25. Film d'aventures dont l'action se déroule dans l'Ouest américain au temps de sa conquête ; genre cinématographique représenté par ce type de film → **Western**

26. Animal ou hominien légendaire de l'Himalaya, appelé aussi *l'abominable homme des neiges* → **Yeti**

Avant correction, le thérapeute doit tenter un indiçage avec une première lettre, une deuxième, un synonyme, le nombre de lettres … si les patients ne trouvent pas la solution.

Re-Génération de mots

« Reprenez vos réponses de l'exercice page 12. A présent, vous devez essayer de trouver un mot plus long que celui écrit précédemment (dans la mesure du possible). Eviter de mettre le mot au pluriel ou de changer son genre. »

ProCog SEP

Séance 3

Mémoire épisodique verbale

La mémoire épisodique verbale est un sous-système de mémoire comprenant l'ensemble de nos souvenirs et événements personnellement vécus, dans des contextes d'acquisition temporels et spatiaux donnés et concernant ce que nous avons dit et entendu ou lu (notion de langage, l'adjectif "verbal" s'y rapportant). C'est le type de mémoire le plus fragile.

La mémoire épisodique permet de "voyager mentalement dans le temps", de se représenter consciemment les événements passés et de les intégrer à un projet futur. Elle implique une prise de conscience de l'identité propre de l'individu dans le temps subjectif, s'étendant du passé au futur et une impression subjective du souvenir. Cet état de conscience est appelé conscience autonoétique ou "reviviscence de l'événement".

Encodage contrôlé, apprentissage, reconnaissance

« Nous allons lire ensemble une histoire, dont vous allez devoir retenir des éléments précis. Pour cela, vous allez bénéficier d'une certaine aide... »

20 Min

« Aujourd'hui, il est 9h00, vous vous levez en retard et vous pensez à aménager au mieux votre journée, particulièrement chargée, car vous partez en vacances ce soir.

En effet, il vous faut passer trois coups de fil, à :

- un membre de votre famille : ☐

- un technicien : ☐

- un lieu d'hébergement : ☐

GITE   COUSIN

GARAGISTE

En plus, vous avez promis à votre petit voisin de l'emmener au zoo pour son devoir de sciences naturelles, il doit observer 3 animaux :

- un félin : ☐

- un primate : ☐

- un reptile : ☐

JAGUAR   IGUANE

ORANG-OUTAN

Ensuite, comme vous laissez vos enfants seuls, vous devez passer au supermarché effectuer quelques courses de dernière minute ; vous devez acheter trois articles :

- un article de charcuterie : ☐

- un fromage : ☐

- un légume : ☐

RILLETTES   AUBERGINE

EMMENTAL

Concernant vos bagages, il vous reste à vérifier qu'il ne manque pas ces trois objets :

- un article de toilette :
- un vêtement :
- un papier :

CHAUSSETTES	CHEQUIER
COTON-TIGE	

Ca y est ! Il est 18h00, vous allez prendre la route, vous dites au revoir à trois personnes : »

- votre fils :
- votre fille :
- votre chien :

CLEMENCE	HERMES
ARMAND	

NB thérapeute : Vérifier l'encodage à l'aide d'un rappel indicé indiquant :

- « Dans un premier temps, pour les coups de fil, vous deviez appeler :

    * Un membre de votre famille
    * Un technicien
    * Un lieu d'hébergement

- Concernant le zoo, votre petit voisin devait observer :

    * Un félin
    * Un primate
    * Un reptile

- Au niveau du supermarché, vous deviez acheter :

    * Un article de charcuterie
    * Un fromage
    * Un légume

- A propos de vos bagages, vous deviez vérifier que vous aviez bien pris :

  * Un article de toilette
  * Un vêtement
  * Un papier

- A la fin, une fois tout terminé, vous deviez dire au revoir à :

  * Votre fils
  * Votre fille
  * Votre chien »

Demander ensuite au patient de rappeler les 15 mots, en premier lieu sans indiçage, dans l'ordre qu'ils souhaitent, ensuite avec indiçage (cf. supra). Relancer la procédure une fois (ou plus si les résultats ne sont vraiment pas satisfaisants.

....

....

....

....

....

....

....

....

....

Questions concernant la reviviscence de l'événement

5 Min

« Qu'avez-vous fait le week-end dernier ? »

....

« Quelle est la date de votre dernier rendez-vous chez le coiffeur ? »

....

« Combien de convives étiez-vous lors de votre dernier repas de Noël ? »

....

Evoquez brièvement vos dernières vacances.

....

....

....

Rappel différé des 15 mots

« Rappelez les 15 mots de l'histoire que nous avons lue tout à l'heure. »

5 Min

....

....

....

....

....

....

Le participant doit dans un premier temps effectuer un rappel libre, puis le thérapeute indicera pour les mots non rappelés, ce d'abord de façon générale, c'est-à-dire :

▶ « Vous deviez passer trois coups de fil. »

▶ « Vous deviez emmener votre petit voisin au zoo pour son devoir de sciences naturelles. »

▶ « Vous deviez passer au supermarché acheter trois articles. »

▶ « Vous deviez vérifier qu'il ne manquait pas trois objets dans vos bagages. »

▶ « Vous deviez dire au revoir à trois personnes. »

« Ensuite, si nécessaire, détaillez davantage par point, en insistant :

- *Dans un premier temps, pour les coups de fil, il y avait :*

    * *Un membre de votre famille*
    * *Un technicien*
    * *Un lieu d'hébergement*

- *Concernant le zoo, votre petit voisin devait observer :*

    * *Un félin*
    * *Un primate*
    * *Un reptile*

- *Au niveau du supermarché, vous deviez acheter :*

    * *Un article de charcuterie*
    * *Un fromage*
    * *Un légume*

- A propos de vos bagages, vous deviez vérifier que vous aviez bien pris :

    * Un article de toilette

    * Un vêtement

    * Un papier

- A la fin, une fois tout terminé, vous deviez dire au revoir à :

    * Votre fils

    * Votre fille

    * Votre chien »

ProCog SEP

Séance 4

Mémoire épisodique verbale

La mémoire épisodique verbale est un sous-système de mémoire comprenant l'ensemble de nos souvenirs et événements personnellement vécus, dans des contextes d'acquisition temporels et spatiaux donnés et concernant ce que nous avons dit et entendu ou lu (notion de langage, l'adjectif "verbal" s'y rapportant). C'est le type de mémoire le plus fragile.

La mémoire épisodique permet de "voyager mentalement dans le temps", de se représenter consciemment les événements passés et de les intégrer à un projet futur. Elle implique une prise de conscience de l'identité propre de l'individu dans le temps subjectif, s'étendant du passé au futur et une impression subjective du souvenir. Cet état de conscience est appelé conscience autonoétique ou "reviviscence de l'événement".

Rappel différé des 15 mots

« Rappelez les 15 mots de l'histoire que nous avons appris lors de la séance précédente. »

5 Min

Le participant doit dans un premier temps effectuer un rappel libre, puis le thérapeute indicera pour les mots non rappelés, ce d'abord de façon générale, c'est-à-dire :

▶ « Vous deviez passer trois coups de fil. »

▶ « Vous deviez emmener votre petit voisin au zoo pour son devoir de sciences naturelles. »

▶ « Vous deviez passer au supermarché acheter trois articles. »

▶ « Vous deviez vérifier qu'il ne manquait pas trois objets dans vos bagages. »

▶ « Vous deviez dire au revoir à trois personnes. »

« Ensuite, si nécessaire, détaillez davantage par point, en insistant :

- Dans un premier temps, pour les coups de fil, il y avait :

　　* Un membre de votre famille
　　* Un technicien
　　* Un lieu d'hébergement

- Concernant le zoo, votre petit voisin devait observer :

　　* Un félin
　　* Un primate
　　* Un reptile

- Au niveau du supermarché, vous deviez acheter :

　　* Un article de charcuterie
　　* Un fromage
　　* Un légume

- A propos de vos bagages, vous deviez vérifier que vous aviez bien pris :

> ** Un article de toilette*
>
> ** Un vêtement*
>
> ** Un papier*

- A la fin, une fois tout terminé, vous deviez dire au revoir à :

> ** Votre fils*
>
> ** Votre fille*
>
> ** Votre chien »*

Questions concernant la reviviscence de l'événement

5 Min

« Qu'avez-vous fait jeudi dernier ? »

« Quel est le dernier film que vous ayez vu ? Quelle était l'histoire ? »

« Quand êtes-vous allé(e) pour la dernière fois au restaurant ? Qu'aviez-vous commandé ? »

« Quand avez-vous fait dernièrement du shopping, des courses en ville, au centre commercial ? Quels magasins avez-vous faits ? Qu'avez-vous acheté ? »

« Qu'avez-vous mangé avant-hier midi ? »

Agenda

10 Min

Après l'exercice, faire une transition et aborder l'intérêt de l'agenda pour l'encodage en mémoire : choisir une semaine, et se réapproprier les événements de cette semaine, comme le temps qu'il faisait, la forme physique du moment, le moral,…

Puis aborder une discussion sur l'intérêt de l'agenda : le fait d'écrire, de relire des événements passés ou à venir. Posez quelques questions :

« Utilisez-vous un agenda ? Que notez-vous à l'intérieur ? Vous y reportez-vous fréquemment ? …. »

Mémorisation d'une histoire

« Sur la page suivante, vous devez lire le texte, en essayant de mémoriser les idées principales ».

10 Min

Pourquoi met-on une fève dans la galette des rois ?

L'histoire de la fève de la galette des rois commence avec la fève (légume) : dans les temps préhistoriques, celle-ci était consommée et utilisée comme engrais. Elle a un rôle important dans les rites *antiques* à cause de sa forme embryonnaire. Légumineuse originaire d'Afrique et d'Asie, la fève apparue en Egypte vers 2000 avant JC, elle fut longtemps la base de la nourriture populaire. Symbolisant le fœtus chez les anciens égyptiens, ces derniers enterraient leurs morts dans des champs de fèves en vue d'une réincarnation. Sa forme embryonnaire et sa primeur lui conféraient un fort pouvoir symbolique. Pour toutes les civilisations de l'antiquité, elle était le symbole de la fécondité et du bonheur, et faisait partie des aliments offerts au cours des rites lors du mariage.

Elle sert aussi de jeton de *vote*, fonction qui commença chez les Grecs qui se servaient de fèves noires et blanches pour décider de l'acquittement ou de la condamnation. Les Romains, eux, nourrissaient leurs gladiateurs avant le combat de fèves réduites en bouillie.

La pratique de trouver une fève dans un gâteau trouverait son origine dans les Saturnales de la Rome antique. A l'époque mythique de l'âge d'or, sous le règne du dieu Saturne, il n'existait pas de différences sociales. Pour rappeler cette ère bénie, les esclaves et les maîtres, les riches et les pauvres vivaient à Rome pendant trois jours sur pied d'égalité. Dans les maisons, on tirait alors au sort un roi des Saturnales qui dirigeait les banquets et assurait notamment la distribution équitable du vin. C'est de là que viendrait la *coutume* de la fève dans la galette des rois, avant qu'elle ne soit remplacée par des figurines.

« Connaissiez-vous cette histoire ? »

....

« Avez-vous observé les mots en gras, les avez-vous mémorisés ? »

....

« Faites un bref résumé de l'histoire. »

....

« Maintenant je vous demande de relire l'histoire en surlignant les éléments importants à retenir, ainsi que les 3 mots à mémoriser, puis je vous poserais des questions plus précises : »

« Dans quel pays la fève est-elle initialement apparue ? » **Elle est apparue en Egypte**

« A qui les romains donnaient-ils des fèves en bouillie ? » **Les Romains nourrissaient leurs gladiateurs avant le combat de fèves réduites en bouillie.**

« Que célèbre-t-on à Rome durant les fêtes saturnales ? » **On célébrait l'égalité entre les Hommes.**

ProCog SEP

Séance 5

Mémoire épisodique non verbale

La mémoire épisodique non verbale / visuelle est un sous-système de mémoire comprenant l'ensemble de nos souvenirs personnellement vécus, dans des contextes d'acquisition temporels et spatiaux donnés et concernant ce que nous avons perçu visuellement. C'est le type de mémoire le plus fragile.

La mémoire épisodique permet de "voyager mentalement dans le temps", de se représenter consciemment les événements passés et de les intégrer à un projet futur. Elle implique une prise de conscience de l'identité propre de l'individu dans le temps subjectif, s'étendant du passé au futur et une impression subjective du souvenir.

Etape 1 : Présentation des symboles. Le thérapeute doit montrer les symboles au participant sur son livret, puis il lui propose de les copier en y prêtant bien attention.

$$\alpha \, . \, \beta \, . \, \gamma \, . \, \delta$$

$$\varepsilon \, . \, \zeta \, . \, \eta \, . \, \theta$$

$$\iota \, . \, \kappa \, . \, \lambda \, . \, \mu$$

$$\nu \, . \, \xi \, . \, o \, . \, \pi$$

Etape 2 : Le thérapeute demande au participant de mettre en place une stratégie propre à lui pour mémoriser un maximum de symboles (stratégie mnémotechnique) en les copiant une nouvelle fois (il dispose de 5-10 minutes).

Etape 3 : Rappel libre des symboles (le participant doit restituer les symboles de mémoire).

$$\alpha.\beta.\gamma.\delta.\varepsilon.\zeta.\eta.\theta.\iota.\kappa.\lambda.\mu.\nu.\xi.o.\pi$$

Etape 4 : Deuxième présentation des symboles. Le thérapeute demande au participant de corriger d'une autre couleur ses performances de l'étape 3 (barrer les "intrusions") et copier à nouveau les symboles qu'il n'a pas rappelés lors de l'étape 3.

Etape 5 : Rappel libre des symboles.

$$\alpha.\beta.\gamma.\delta.\varepsilon.\zeta.\eta.\theta.\iota.\kappa.\lambda.\mu.\nu.\xi.o.\pi$$

Etape 6 : Compter ses propres performances.

Etape 7 : Epreuve de reconnaissance des symboles parmi un ensemble de symboles.

$$\psi \cdot \sigma \cdot \underline{\alpha} \cdot \varsigma$$

$$\chi \cdot \omega \cdot \underline{\delta} \cdot \tau$$

$$\underline{\varepsilon} \cdot \zeta \cdot \upsilon \cdot \underline{\eta}$$

$$\underline{\theta} \cdot \varphi \cdot \chi \cdot \underline{\iota}$$

$$\underline{\kappa} \cdot \rho \cdot \underline{\beta} \cdot \underline{\lambda}$$

$$\underline{\mu} \cdot \underline{\nu} \cdot \underline{\xi} \cdot \underline{o} \cdot \underline{\pi}$$

Etape 8 : Résultats et discussion à propos des différentes stratégies mises en œuvre.

σ	Θ	ψ	χ	ς	φ	υ	θ	φ	θ	ρ	Θ	Θ	φ	φ
χ	χ	ψ	α	μ	κ	ψ	χ	φ	ν	ξ	ω	θ	χ	ρ
ψ	Θ	γ	γ	ς	ς	ρ	μ	χ	Θ	ψ	ω	υ	σ	υ
ρ	ι	ς	ψ	ω	σ	ς	σ	φ	ω	Θ	θ	ξ	χ	ν
ψ	ω	ω	ι	ω	γ	ς	ς	γ	ι	μ	φ	α	ψ	χ
ω	α	φ	ξ	θ	ω	φ	σ	ρ	χ	κ	α	ι	μ	υ
Θ	ψ	ω	φ	ξ	χ	ψ	χ	ς	ς	γ	ς	μ	φ	χ
ω	Θ	ι	χ	α	γ	ω	ω	ρ	ξ	ι	ω	κ	ο	ρ
κ	Θ	υ	κ	γ	φ	α	Θ	ω	ς	ω	Θ	μ	ψ	φ
α	ω	ψ	ω	ρ	Θ	ρ	ι	α	χ	φ	ω	ω	ω	ρ
χ	ρ	ι	ο	μ	Θ	ψ	χ	κ	ς	ψ	β	ρ	υ	Θ
φ	Θ	ω	η	Θ	γ	μ	ψ	φ	ω	χ	ο	φ	χ	ο
φ	α	ο	ω	φ	ς	ψ	γ	σ	ι	χ	δ	χ	σ	χ
Θ	χ	χ	ι	ω	χ	σ	θ	ψ	θ	ι	ξ	ι	Θ	Θ
π	ο	σ	β	ψ	υ	Θ	ψ	χ	ξ	θ	χ	μ	φ	η

« Quels signes, parmi ceux que vous avez appris lors du premier exercice de cette séance, étaient absents ? »

ζ ε λ

ProCog SEP

Séance 6

Mémoire épisodique non verbale

La mémoire épisodique non verbale / visuelle est un sous-système de mémoire comprenant l'ensemble de nos souvenirs personnellement vécus, dans des contextes d'acquisition temporels et spatiaux donnés et concernant ce que nous avons perçu visuellement. C'est le type de mémoire le plus fragile.

La mémoire épisodique permet de "voyager mentalement dans le temps", de se représenter consciemment les événements passés et de les intégrer à un projet futur. Elle implique une prise de conscience de l'identité propre de l'individu dans le temps subjectif, s'étendant du passé au futur et une impression subjective du souvenir.

Copie libre d'une figure

5 Min

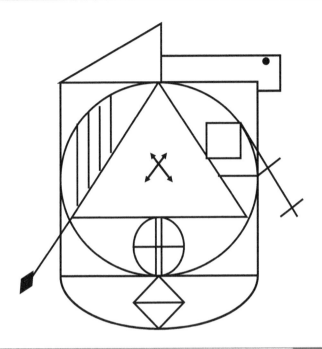

Copie libre de la figure

Montrer le dessin au participant et lui proposer de le copier librement sans aide.

5 Min

Stratégie

« Si le participant n'a pas une bonne stratégie, le thérapeute peut lui proposer une aide à la planification, vous allez donc recopier le dessin en le reproduisant par étape, en dessinant alors le grand carré, puis le cercle à l'intérieur, le triangle … en le conduisant aux détails à la fin de la copie. »

10 Min

Rappel de la figure

5 Min

Observation et Rotation Mentale

« Observez les tas de briques, puis déterminez le nombre de briques qui constituent chaque tas parmi les propositions qui vous sont fournies. »

15 Min

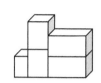

A- 4
B- 5
C- 6
D- 7
E- 8

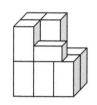

A- 9
B- 16
C- 13
D- 11
E- 10

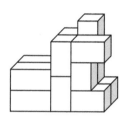

A- 14
B- 12
C- 15
D- 16
E- 17

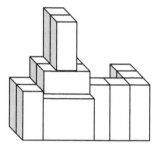

A- 10
B- 11
C- 9
D- 12
E- 13

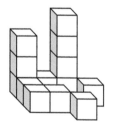

A- 11
B- 12
C- 13
D- 15
E- 10

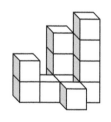

A- 6
B- 7
C- 8
D- 11
E- 10

5 différences

« Trouvez les 5 différences entre l'image de gauche (référence) et l'image de droite. »

20 Min

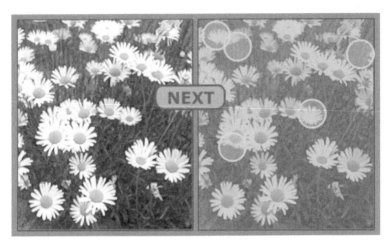

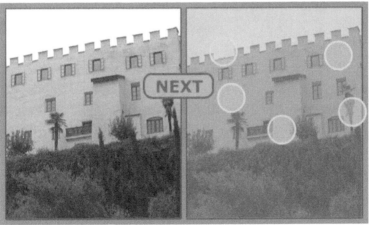

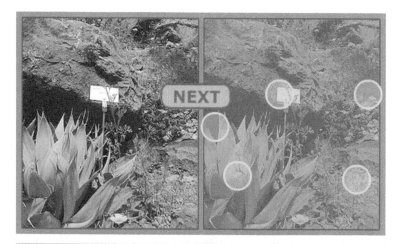

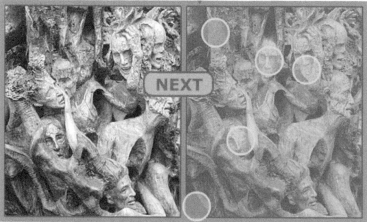

Pour aller plus loin... plus vite (trouver les différences en un temps limité) et en ligne : **www.stratozor.com** *(ces jeux de différences sont tirés de ce site)*

Rappel différé de la figure

« Rappelez du mieux que vous pouvez la figure de tout à l'heure. Dans la mémoire visuelle, il y a la voie du « Où ? » et la voie du « Quoi ? », alors, il est possible que vous vous souveniez d'un détail, mais que vous ne sachiez pas où le placer, donc, dessinez-le quand même, même en dehors de la figure. De même, il se peut que vous vous souveniez qu'il y avait "quelque chose à un endroit précis" mais sans savoir quoi... dans ce cas, faites une ébauche pour montrer que vous saviez qu'il y avait "quelquechose" à cet endroit. »

5 Min

ProCog SEP

Séance 7

Mémoire de travail

*La **mémoire de travail** est chargée du maintien temporaire et de la manipulation d'informations pendant la réalisation de tâches cognitives.*

D'un point de vue pratique, c'est la mémoire de travail qui sert à comprendre une phrase, dans la mesure où, sans elle, d'une phrase longue ne seraient retenus que quelques éléments, la rendant incompréhensible.

Elle permet également de retenir un numéro de téléphone le temps de le faire et, de façon plus précise, de résoudre un énoncé arithmétique donné à l'oral, de tête (mentalement).

Rappel différé de la figure

« Pouvez-vous dessiner de nouveau la figure de la dernière séance ? Bien entendu, il est peu probable que vous vous souveniez de tout… donc, comme nous vous l'avons signalé la semaine dernière, il existe deux voies dans la mémoire visuelle… LESQUELLES ? (Le participant doit répondre… dans le cas où il ne répondrait pas, leur préciser de nouveau l'existence de la voie du « Où ? » et de la voie du « Quoi ? »), alors indiquez le maximum d'éléments ou de localisations dont vous vous souvenez. Ainsi, si vous vous souvenez d'un élément mais que vous ne savez plus où il se trouvait, indiquez-le quand même, même en dehors de la figure. De la même manière, si vous avez la sensation qu'il y avait un élément à un endroit mais dont vous ne vous en rappelez plus la forme exacte, faites une ébauche. »

5 Min

Anagrammes

« Derrière ces lettres mélangées se cachent des noms de fleurs, d'animaux, de meubles et de décoration, à vous de les retrouver.»

20 Min

Noms de fleurs

1. I I P E V O N : *pivoine*
2. T O I L L E E : *oeillet*
3. O I T E V T E L : *violette*
4. R A M I T E R E G U : *marguerite*
5. L E I P U T : *tulipe*
6. N U E T I P A : *petunia*

Noms d'animaux

1. P A I N L : *lapin*
2. D E I P A T N : *pintade*
3. P A T E U : *taupe*
4. P O R D A L E : *léopard*
5. F R A I G E : *girafe*
6. H O U Q E P : *phoque*

Meubles et décoration

1. D A C R E : *cadre*
2. F E U T B F : *buffet*
3. L U I T A U F E : *fauteuil*
4. B O I B L E T : *bibelot*
5. H E M N E C I E : *cheminée*
6. A C N E P A : *canapé*
7. R E T U S L : *lustre*
8. T A S U T E : *statue*

Dictée

NB : le but de cet exercice n'est pas une dictée à proprement parler, mais bien de faire fonctionner la boucle phonologique et de ne pas répéter chaque mot. Lire ligne par ligne lentement.

10 Min

« Ecrivez le texte qui va vous être dicté. »

[Antoine fit promettre aux enfants

de se tenir à carreau pendant son absence.

Il était formellement interdit d'ouvrir

la porte à quiconque, de répondre au téléphone

sauf si c'était lui qui appelait (ce qui fit rigoler Emily...

comme si on pouvait savoir

qui appelait avoir d'avoir décroché).

Il était aussi interdit de s'approcher de la cuisine,

de brancher ou de débrancher le moindre appareil électrique,

de se pencher à la balustrade de la rampe d'escalier [...].

Il fallut qu'Emily et Louis bâillent en cœur

pour interrompre la litanie d'un père

qui aurait pourtant juré sur l'honneur

qu'il n'était pas d'un naturel inquiet.

Dès que son père fut parti,

Louis fonça dans la cuisine,

grimpa sur un tabouret,

prit deux grands verres sur l'étagère

et les passa à Emily avant de redescendre.

Puis il ouvrit le réfrigérateur et choisit deux sodas.

Les pailles se trouvaient dans le tiroir sous l'évier,

les tartelettes aux abricots étaient rangées

dans la boîte à biscuits et le plateau pour emporter

tout ça devant la télé était disposé sur le plan de travail.

Tout aurait était parfait si l'écran avait bien voulu s'allumer...]

Extrait tiré du livre

« Mes amis, Mes Amours »

de Marc Levy.

ProCog SEP

Séance 8

Mémoire de travail

La **mémoire de travail** est chargée du maintien temporaire et de la manipulation d'informations pendant la réalisation de tâches cognitives.

D'un point de vue pratique, c'est la mémoire de travail qui sert à comprendre une phrase, dans la mesure où, sans elle, d'une phrase longue ne seraient retenus que quelques éléments, la rendant incompréhensible.

Elle permet également de retenir un numéro de téléphone le temps de le faire et, de façon plus précise, de résoudre un énoncé arithmétique donné à l'oral, de tête (mentalement).

Mise à jour

« Au cours de cet exercice, l'objectif est de retenir la lettre initiale de chaque image (présentée horizontalement) et de former un nouveau mot en les associant. Exemple: Chien, Hélicoptère, Arbre, Tambour constituent le mot CHAT . »

20 Min

Chat

Ballon

Manger

Canard

Mentir

Ski

Voler

Boire

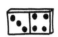

Danse

Conseil :

Lors de la réalisation de cet exercice, selon le niveau des patients, leur demander de maintenir chacune des lettres mentalement avant d'écrire le mot.

1. Sur chaque étagère de ma bibliothèque je peux ranger 20 livres. J'ai 9 étagères et 164 livres à ranger. Quand je les aurai tous rangés, combien de places disponibles me restera-t-il ? → *180 places au total, donc restent 16 places disponibles*

2. Une femme se promène dans une boutique de vêtements, elle s'achète un ensemble coûtant 147 € et un pull à 48 €. De plus, le marchand lui fait une réduction de 10 %. Combien paiera-t-elle ? → *195-10% = 195-19,50 = 175,50 euros*

3. Madame Dupin aperçoit des asperges à 6,60 € le lot de 3 bottes. Elle prend quatre lots. Combien cela lui coûte-t-il ? Quel est le prix d'une botte d'asperges ? → *4x 6,60 = 26,40 et 6,40/3 = 2,20 euros*

4. Marc a acheté un rôti de 1,350 kg. Il a payé 13,50 €. Quel est le prix du kg ? Combien aurait-il payé un rôti de 1,800 kg ? → *13,50x 1000/1350 = 10 euros le kg / 10 x 1,8 kg = 18 euros pour 1,8 kg*

5. Un groupe de 3 adultes et 32 enfants prend un bus. Le prix du billet est de 1,80 € pour un enfant et 2,70 € pour un adulte. Le responsable paie avec un billet de 50 € et un billet de 20 €.Quelle somme lui rend-on ? → *32 x 1,80 + 3 x 2,70 = 57,60 + 8,10 = 65,70 ; on lui rend donc 70 - 65,70 = 4,30 euros*

6. Un épicier achète 12 sacs de pommes de terre pesant chacun 83 kg. Le prix du kg de pommes de terre est 0,5 €. Quelle somme va payer l'épicier ? Quel doit être le prix de vente d'un kg de pommes de terre s'il veut réaliser un bénéfice d'au moins 35 € sur le tout ? → *83 x 0,5x12 = 498 euros pour les 996 kg de pommes de terre soit une recette totale de 498 + 35 = 533 euros à faire pour dégager 35 euros de bénéfice donc il doit vendre le kg de pommes de terre à 533/996 = 0,53 euros*

ProCog SEP

Séance 9

Fonctions exécutives

Les fonctions frontales se situent comme leur nom l'indique à l'avant du cerveau, dans les lobes frontaux. Ce sont elles qui distinguent en partie l'homme des animaux dans la mesure où leur développement au cours de l'évolution humaine a permis l'acquisition du langage parlé, le raisonnement, le jugement et l'adaptation sociale...

En effet, au fur et à mesure de l'évolution, de concert avec la station debout, les lobes frontaux de l'homme se sont développés (si vous regardez un homme préhistorique, il a la tête quasiment plate au niveau du front, comme les animaux, puis de plus en plus protubérant).

Les fonctions dites "frontales" et / ou "exécutives" sont requises notamment dans les capacités de flexibilité, d'attention, d'abstraction, de raisonnement, de jugement, d'organisation, de déduction, d'inhibition, d'autogénération, de mémoire de travail et d'adaptation socio-émotionnelle & prise de décision...

Organisation

20 Min

« Cette année, Anita organise les fêtes de Noël chez vous, elle reçoit sa famille, soit une quinzaine de personnes (10 adultes et 5 enfants en bas âge) dont 8 (2 couples ayant respectivement 3 enfants et un bébé) dorment chez elle.

Il reste une semaine à Anita pour tout préparer : une organisation optimale sera nécessaire pour un bon déroulement des choses.

Il vous faudra donc que :

▶ la maison soit prête,

▶ les courses soient faites,

▶ les cadeaux soient achetés,

▶ et que vous vous organisiez pour la préparation du repas le dernier jour.

Sachant qu'Anita travaille à 80 % et que son programme est le suivant : »

	9h	12h	Heure de Déjeuner	14h	17h	18h	19h	20h	21h
Dim. 19	REPOS								
Lundi 20									
Mardi 21									
Merc. 22									
Jeudi 23									
Vend. 24	RTT								
Sam. 25	FERIE – Journée chez Jean-Claude & Marie-Thérèse								

Séance 9 : Fonctions exécutives

Voici la liste de ce qu'elle a imaginé pour un réveillon réussi :

▶ **La maison :**

- Ménage à fond (chambres, salle de bain, cuisine, séjour, toilettes…) Penser aux draps et linge de toilette supplémentaires

- Préparer la décoration de la table + la vaisselle

▶ **Les courses :**

- Aller acheter un matelas gonflable

- Menu :

  - Apéritifs + petits fours

  - Entrée :

    - o Foie gras

    - o Saumon en papillotes

  - Plat de résistance :

    - o Dinde aux marrons et ses petits légumes

  - Salade

  - Plateau de fromages

  - Bûche de Noël du boulanger-pâtissier

  - Café / thé et petits gâteaux

- Penser au pain et au petit-déjeuner du lendemain pour au moins 10 personnes (dans la mesure où vous hébergez 8 personnes).
  NB Thérapeute : Dans la solution idéale, il faut aussi penser dans la semaine à commander la bûche et les croissants pour le lendemain.

▶ **La cuisine :**

- Préparer les toasts et petits fours

- Présenter le foie gras sur son lit de mâche

- Préparer les papillotes

- Préparer et farcir la dinde, ajouter des marrons

- Faire la vinaigrette pour la salade

- Préparer le plateau de fromages

- Présenter la bûche

- Préparer un plat pour les petits biscuits

▶ **Les cadeaux :**

- Il reste les cadeaux des enfants à acheter

« Organisez maintenant la semaine d'Anita avec les différentes contraintes temporelles et matérielles des tâches à effectuer. Pour cela, nous vous conseillons dans un premier temps d'estimer la durée de chaque chose et d'estimer si celle-ci peut être réalisée simultanément à une autre. Par ailleurs, prenez garde aux quantités de nourriture et boisson à acheter »

ProCog SEP

Séance 10

Capacités attentionnelles

L'attention est un processus complexe, avec des caractéristiques cognitives et comportementales.

Sur le plan cognitif, elle se divise en quatre dimensions : attention soutenue, attention sélective, attention divisée, vigilance. Plus précisément, l'attention soutenue fait référence à la capacité de maintenir la vigilance au fil du temps ; l'attention sélective fait référence à l'accent mis sur l'information pertinente à la tâche tout en ignorant d'autres renseignements non pertinents ; l'attention partagée fait référence à la réalisation simultanée de deux tâches ou plus ; la vigilance fait référence au temps de réaction.

Par exemple, lorsque vous conduisez, une attention soutenue est requise tout au long du trajet, une attention sélective est dirigée par les événements dans notre environnement (feu clignotant de la voiture, enfant traversant la rue,...), une attention divisée est requise dans une double tâche lorsque vous conduisez et écoutez la radio simultanément ; et une vigilance est requise lorsque vous attendez aux feux de circulation. Dans la vie quotidienne, ces mécanismes sont simultanément impliqués en permanence.

- **Image 1**

« *Indiquez la couleur du tee-shirt de la personne au fond.* » *Réponse :* jaune

- **Image 2**

« *De quelle couleur est le pantalon de la femme?* » *Réponse : jaune*

« *De quelle couleur est le pantalon de l'homme ?* » *Réponse : vert*

- **Image 3**

« *Quel temps fait-il ?* » *Réponse : nuageux*

- **Image 4**

« *Combien y a-t-il de niches sur le meuble ?* » *Réponse : 12*

- **Image 5**

« *Quelle est la couleur du drapeau ?* » *Réponse : jaune et noir*

- **Image 6**

« *Qu'indique le panneau de signalisation ?* » *Réponse : sens interdit*

- **Image 7**

« *Combien y a-t-il de tracteurs rouges ?* » *Réponse : 6*

- **Image 8**

« *Combien y a-t-il de chaises sur la terrasse ?* » *Réponse : 2*

- **Image 9**

« *Quel est le numéro de la rue ?* » *Réponse : 5*

- **Image 10**

« *Combien y a-t-il de transats jaunes ?* » *Réponse : 3*

Séance 10 : Capacités attentionnelles

Attention sélective

« Lisez ce texte en essayant de saisir son sens, afin de répondre aux questions qui suivent. »

15 Min

NB thérapeute : selon le niveau des patients, il est possible de faire répondre aux questions de mémoire ou avec le texte sous les yeux.

EssayezdevousimaginerqueleshommesviennentdeMarsetlesfemmesviennentdeVénusetqu'unbeaujour,ilyatrèslongtemps,lesMartiens,regardantdansleurtélescope,découvrirentlesVénusiennes.Quecettedécouverteéveillaeneuxdessentimentsabsolumentsansprécédent.Etquelesélansamoureuxdevinrentsifortsqu'ilsinventèrentlesvoyagesinterplanétairesets'envolèrentversVénus.

LesVénusiennesaccueillirentlesMartiensàbrasouverts:ellesespéraientleurvenuedepuissilongtemps!Leurcœurs'ouvritàunamourqu'ellesn'avaientjamaisconnu.Unamourmagique!Achaqueinstant,MartiensetVénusienness'émerveillaientdes'êtretrouvés,defairedeschosesensembleetdevivreheureux.Issusdemondesdifférents,ilssedélectaientdeleursdifférences.Ilspassèrentdesmoisàdécouvrircesdissemblancesmutuellesdansleursbesoins,leurspréférencesetleurscomportements.Ilslesexplorèrent,lesapprécièrent,etpendantdesannées,ilsvécurentdansl'amouretl'harmonielesplusparfaits.

Unjour,MartiensetVénusiennesémigrèrentsurlaTerre.Audébut,toutleurparutmerveilleuxetmagnifique.Maisl'atmosphèreterrestreexerçantsureuxsoninfluencemaléfique,ilssesréveillèrent,unbeaumatin,victimesd'uneformetrèsparticulièredepertedemémoire:l'amnésiesélective!LesMartienscommelesVénusiennesavaientoubliéqu'ilsvenaientdeplanètesdifférentesetqu'ilsnepouvaientêtrequ'intrinsèquementdissemblables.Enunenuit,toutcequ'ilssavaientdeleursdissimilitudesavaitétééffacé.Depuislors,leshommesetlesfemmessontperpétuellementenconflit

Questions

1. D'après ce texte, d'où viennent les hommes ? D'où viennent les femmes ? → *Respectivement de Mars et de Vénus*

2. Comment les Martiens découvrirent-ils l'existence des Vénusiennes ? → *Grâce à leurs télescopes*

3. Qu'inventèrent-ils pour rendre visite aux Vénusiennes? → *Les voyages interplanétaires*

4. Où émigrèrent les Vénusiennes et les Martiens ? → *Sur terre*

5. Qu'arriva-t-il alors aux Vénusiennes et aux Martiens ? → *Ils furent victimes d'une amnésie sélective qui leur fit oublier qu'ils venaient de planètes différentes et qu'ils étaient donc différents. Depuis lors, les hommes et les femmes sont perpétuellement en conflit*

6. Quel pourrait être le titre de cet extrait ? → *Les hommes viennent de Mars, les femmes viennent de Vénus. Pourquoi les hommes et les femmes sont-ils si différents ?*

ProCog SEP

Séance 11

Fonctions exécutives

Organisation d'un voyage

Adam et Inès souhaitent partir une semaine en amoureux à Barcelone : le voyage devra se faire en avion et le logement en pension ou en location d'appartement. Ils ont un budget et des dates de départ et de retour à respecter.

Le budget : 1200 € pour 2
Les dates de départ et de retour se situent entre le samedi 18 Juin et le dimanche 3 Juillet. »

Les avions pour Barcelone :

	Dates de départ	Dates de retour	Prix AR par pers en €
Vol 1	16/06	30/06	130
Vol 2	17/06	24/06	165
Vol 3	18/06	25/06	450
Vol 4	23/06	30/06	300
Vol 5	25/06	02/07	390
Vol 6	27/06	04/07	220

Les locations : elles ne sont possibles que du samedi au samedi, et ne comprennent pas les repas.

	Semaine du au	Prix en €
Semaine 1	11/06 au 18/06	150
Semaine 2	18/06 au 25/06	220
Semaine 3	25/06 au 02/07	130
Semaine 4	02/06 au 9/07	110

Les pensions : il est possible de réserver pour n'importe quelle date. La réservation se fait à la nuit, le prix est donné par chambre pour la première personne avec un supplément pour la deuxième.

Le petit-déjeuner et le repas du soir sont inclus.

	Prix personne 1	Supplément personne 2
Pension 1	50 €	20 €
Pension 2	75 €	0 €
Pension 3	35 €	30 €

Les repas : un forfait repas est prévu

▸ 15 € pension complète par jour et par personne en location.

▸ 7,50 € le repas du midi en pension par personne.

Correction

Penser à visualiser le calendrier à partir des dates butoirs samedi 18/06 et dimanche 03/07.

Vols 1 et 2 et 6 : hors dates

Vol 3 : trop cher (pension comme location)

Vol 4 : possible si pension 3 (billets : 300x2 + pension 3 : 455 + repas : 105 = 1160)

Vol 5 : possible avec location en semaine 3 (date oblige) billets : 390 x 2 + semaine 3 : 130 + repas : 210 = 1120)

ProCog SEP

Séance 12

Langage

La mémoire sémantique est un système de mémoire constitué de nos savoirs académiques, visuels et langagiers, comprenant les concepts et mots dont nous n'avons aucun souvenir personnel ou spatio-temporel d'acquisition. Par exemple, nous savons qu'une banane s'appelle une banane, que c'est un fruit, jaune, de forme allongée, etc., mais dont le contexte d'acquisition nous est totalement étranger.

La mémoire sémantique est donc la mémoire des mots, des idées et des concepts, des connaissances sur le monde indépendamment de leur contexte temporo-spatial d'acquisition.

Cette mémoire permet une lecture du monde et la compréhension de l'environnement.

Afin d'améliorer le fonctionnement de ce système, nous vous proposons d'optimiser vos compétences en vocabulaire, de discriminer les caractéristiques propres à quelques objets de l'environnement...

Vocabulaire

« Pour les mots suivants, écrivez la définition qui vous semble la plus adaptée. »

15 Min

- Colibri → *nom générique de tous les oiseaux-mouches.*

- Perpétrer → *commettre, faire, exécuter.*

- Liste → *énumération écrite.*

- Invectiver → *dire des paroles amères et violentes.*

- Ellipse → *courbe plane possédant deux axes de symétries.*

- Coquemar → *pot de métal, sorte de bouilloire à couvercle, bec et anse.*

- Aduler → *combler de louanges, de témoignages d'admiration.*

- Derby → *course de chevaux (ou chaussure).*

- Homonyme → *se dit des mots qui se prononcent de la même façon, quoique leur orthographe diffère (saint, sein) ou des mots de même orthographe qui expriment des choses différentes (cousin familial, et cousin l'animal).*

- Ectoplasme → *substance mystérieuse qui se dégagerait du corps.*

- Dextérité → *adresse des mains ; Sens figuratif : adresse de l'esprit, habileté.*

Rédaction

« Reprenez chacun de ces mots, ou plusieurs ensemble et faites des phrases afin de les remettre dans un contexte qui correspondrait à leur définition. »

10 Min

Ex : Hier, en me promenant j'ai aperçu un **colibri** sur une branche.

Génération de mots concrets sur définitions

« Ecrivez le mot correspondant aux définitions suivantes »

10 Min

1. Cercle léger que les enfants poussent devant eux avec un bâton, une baguette ; Cercle ou arceau de bois, de métal, servant d'armature ou de support → *cerceau*

2. Partie antérieure du cou → *gorge*

3. Lance courte, arme de jet des anciens ; instrument de lancer en forme de lance, employé en athlétisme → *javelot*

4. Arme faite d'une lame d'acier, pointue, fixée à une poignée munie d'une garde → *épée*

5. Ouvrage, construction permettant de franchir une dépression du sol, un obstacle → *pont*

6. Céréale des régions chaudes, cultivé sur un sol humide, ou submergé, et dont le grain est très utilisé dans l'alimentation humaine → *riz*

7. Vêtement féminin composé d'un corsage et d'une jupe, d'un seul tenant → *robe*

8. Couverture d'un bâtiment, présentant des versants et reposant sur une charpente → *toit*

9. Aérosol obtenu avec une bombe de liquide sous pression → *spray*

10. Voiture d'enfant composée d'une nacelle rigide, à capote mobile, suspendue dans une armature de métal à roue et à guidon → *landau*

Avant correction, le thérapeute doit tenter un indiçage avec la première lettre si les patients ne trouvent pas la solution

1. Possède les oreilles les plus grandes : l'éléphant d'Asie ou *l'éléphant d'Afrique* ?

2. Possède une lame en dents de scie : *le couteau à pain* ou l'économe ?

3. Possède deux bosses : le dromadaire ou *le chameau* ?

4. Vit dans le froid : le pygmée ou *l'esquimau* ?

5. Est le plus court : *le short* ou le bermuda ?

6. Est le plus gros : le vinyle *33 tours* ou 45 tours ?

7. Est le plus rond : *une pomme* ou une poire ?

8. Est la plus grosse : *la pensée* ou la violette ?

9. Est le plus à l'Est : *Grenoble* ou Clermont-Ferrand ?

10. Possède le plus de variantes de pelage : la vache ou *la jument* ?

11. Possède des trous : la louche ou *l'écumoire* ?

12. Est le plus haut sur pattes : le labrador ou *le lévrier* ?

13. Est le plus plat : *la sole* ou le merlan ?

14. Est le plus foncé : le petit pois ou *le haricot vert* ?

15. Est le plus rouge : *la cerise* ou la pêche ?

ProCog SEP

Séance 13

Langage

L'idée des exercices de cette séance n'est aucunement de vérifier les connaissances en vocabulaire, en géographie des patients, mais d'avoir une discussion sur les capacités de raisonnement, d'hypothético-déduction :

Ainsi le patient a ses propres connaissances : il connait par exemple 5 régions, et par déduction il peut en placer 5 autres, ce qui lui permet d'observer qu'au départ l'exercice paraît difficile mais avec cette approche, on peut en déduire qu'à partir de ses connaissances, on peut en acquérir d'autres par déduction.

1. Un homonyme et un synonyme ? → *des homonymes sont des mots qui se prononcent pareil, voire s'écrivent pareil, mais ne signifient pas la même chose, des synonymes sont des mots qui ont le même sens*

2. Un bus et un car ? → *un bus circule en ville, principalement concernant les transports en commun, un car est utilisé pour les voyages*

3. Un pingouin et un manchot ? → *le pingouin vole et vit dans l'hémisphère nord, le manchot vit dans l'hémisphère sud et ne peut pas voler*

4. Un taureau et un bœuf ? → *le taureau peut se reproduire, pas le bœuf*

5. Un sous-verre et un dessous de verre ? → *le sous-verre désigne l'ensemble constitué d'une plaque de verre et d'un aggloméré permettant d'exposer une affiche ou autre et le dessous de verre et le petit élément généralement rond ou carré que nous plaçons sur une table afin de poser son verre sans la rayer ou y faire une trace humide*

6. Un porc et un sanglier ? → *le porc est un animal domestique ; le sanglier un animal sauvage vivant dans la nature*

7. Un kayak et un canoë ? → *le kayak se pratique seul avec une double pagaie, le canoë à plusieurs avec une pagaie simple*

8. Un cruciverbiste et un verbicruciste ? → *le premier est celui qui fait des mots croisés, le second celui qui les crée*

9. Un baromètre et un thermomètre ? → *le baromètre mesure la pression atmosphérique pour indiquer le temps qu'il va faire (pluvieux, sec) et le thermomètre est un instrument de mesure de la température (de l'environnement ou corporelle)*

10. Une fleur et une tulipe ? → *une fleur est la catégorie, dite sur-ordonnée, donc englobant la tulipe qui est une variété de fleur*

11. Une prothèse et une orthèse ? → *une prothèse est un élément artificiel de remplacement d'un membre ou d'une partie du corps, une orthèse est un élément de compensation d'une déficience corporelle, mais externe (par exemple, les lunettes ou les cannes sont des orthèses)*

Mémoire sémantique et géographie

20 Min

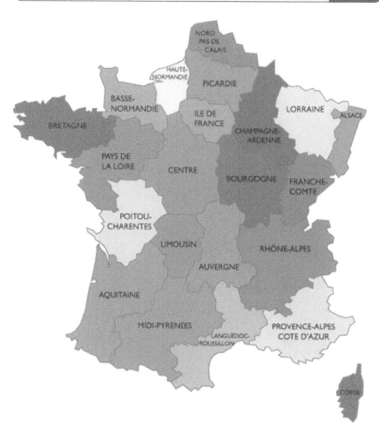

« Vous devez disposer chacune des régions sur la carte »

NB thérapeute : cet exercice n'est pas un exercice de géographie, mais l'illustration des techniques de facilitation afin d'avancer dans un exercice qui apparaît difficile. Dans un premier temps, le participant dispose les régions qu'il connait, puis par la suite il procède par élimination et propose d'autres placements jusqu'à obtenir davantage de régions qu'il ne pensait au départ. Ne pas viser le 100%, mais bien insister sur l'issue de l'exercice : ce que l'on pense savoir versus ce que l'on peut réussir.

ProCog SEP

Séance 14

Mémoire épisodique verbale

Histoire de voyage.....

« Nous allons lire ensemble une histoire dont vous allez devoir retenir des éléments précis. Les éléments à mémoriser sont inscrits en gras. Vous devez vous aider de l'histoire, du contexte pour les retenir car vous aurez ensuite à les restituer ».

15 Min

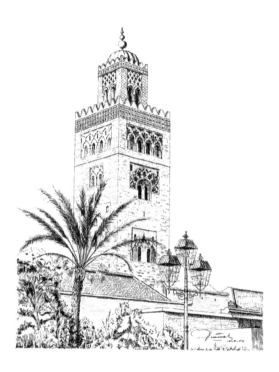

Hélène et Bertrand projettent de partir en vacances. Ils hésitent entre plusieurs destinations mais c'est Marrakech qui sera choisie. Ils vont donc :

1- Faire quelques démarches administratives :

▶ renouveler leurs **PASSEPORTS**

▶ acheter un **VISA**

▶ faire leurs **VACCINS**

2- Prendre quelques informations concernant le pays :

- ▶ quelle est la **LANGUE ?**
- ▶ quelle est la **MONNAIE ?**
- ▶ quelle est la **RELIGION ?**

3- Afin de choisir l'hôtel, Hélène se renseigne sur Marrakech et cherche où se trouve(nt) :

- ▶ les principaux **MONUMENTS**
- ▶ le **MARCHE**
- ▶ les **RESTAURANTS**

4- Par contre, Bertrand a des exigences sur le confort du logement, il souhaiterait :

- ▶ une **PISCINE**
- ▶ un **HAMMAM**
- ▶ un grand **LIT**

Etape 1 : Encodage :

« Restituez les mots en relisant l'histoire »

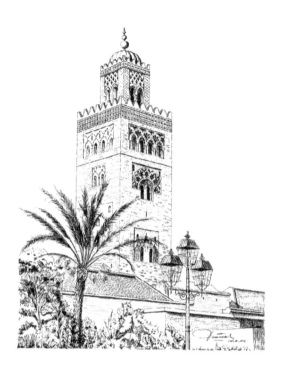

Hélène et Bertrand projettent de partir en vacances. Ils hésitent entre plusieurs destinations mais c'est Marrakech qui sera choisie. Ils vont donc :

1- Faire quelques démarches administratives :

▸ renouveler leurs _____ *(passeports)*

▸ acheter un _____ *(visa)*

▸ faire leurs _____ *(vaccins)*

2- Prendre quelques informations concernant le pays :

- ▸ quelle est la _____ *(langue)* ?
- ▸ quelle est la _____ *(monnaie)* ?
- ▸ quelle est la _____ *(religion)* ?

3- Afin de choisir l'hôtel, Hélène se renseigne sur Marrakech et cherche où se trouve(nt) :

- ▸ les principaux _____ *(monuments)*
- ▸ le _____ *(marché)*
- ▸ les _____ *(restaurants)*

4- Par contre, Bertrand a des exigences sur le confort du logement, il souhaiterait :

- ▸ une _____ *(piscine)*
- ▸ un _____ *(hammam)*
- ▸ un grand _____ *(lit)*

Etape 2 : Rappel :

« Demander ensuite au(x) participant(s) de rappeler les 12 mots, en premier lieu sans indiçage, dans l'ordre qu'ils souhaitent. Proposer un indiçage, s'ils ne les retrouvent pas tous. »

....

....

....

....

....

Flexibilité & Attention

« Vous devez entourer tous les chiffres 1 et barrer tous les chiffres 0 (zéro). Attention, prenez garde à ne pas confondre les chiffres 1 avec les lettres I et les chiffres 0 avec les lettres O »

10 Min

```
3Z5U3A1O0857 1YB00PVUZV87A01975BV1PCUM950PBV1278J5X27
870Y6B1P9G0A8YU6P3490V76A19VU1OA943UC8I1051 89WA701349
O60U6V013690V1U0S76G1976LMBA386P17015986U95NPV067B2P9
8016VP134080607V26N3Z70Y6P11PV69A070P98567P97 1095YPIV7
Y6P980UP148ZY5087A305G1P39Q673V10Q0386G7A13VH7YNL8G1
76M1A307VN631876B91NV19670P017ZA6HN03ABPOA3UVON07196
7P129V5U0511VG934B7P1V8P3MP61B86U7V0800G69P3ZG0ME5U
15876HB154VN000UO175N7R6U19348061YBU37O9YB93AOBV00LS
TH70YU6Z49B1N021M56081 97375190AON2VMW1RJGHN91S7OPSM
318U06BVPI3H4A608 07B0Q1RH6GVIZO90A3115 85JO1DD67JI008
V56BO00MS1BEP4810056SPI94U6BQ937B0610V19A847V5810
```

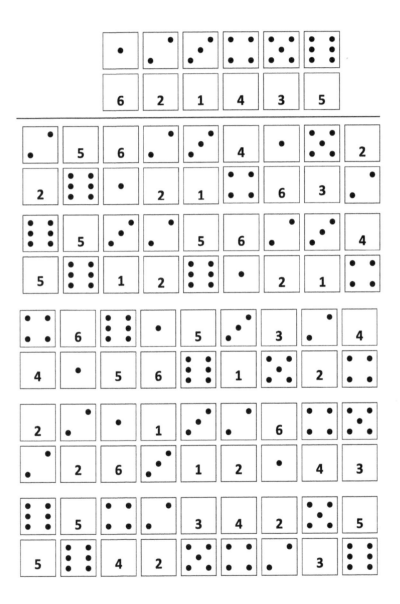

Séance 14 : Mémoire épisodique verbale

Rappel différé des 12 mots

« Rappelez les 12 mots de l'histoire que nous avons lue tout à l'heure. »

10 Min

....

....

....

....

....

....

....

....

....

....

Les participants doivent dans un premier temps effectuer un rappel libre, puis le thérapeute proposera un indiçage avec le contexte de l'histoire, si tous les mots ne sont pas retrouvés.

ProCog SEP

Séance 15

Fonctions exécutives

Organisation d'un voyage avec différentes contraintes

25 Min

« Marianne souhaite partir en vacances cet été. Pour cela, elle a pris des renseignements dans une agence de voyage qui lui a donné différentes brochures de vacances. A vous maintenant de sélectionner l'offre la plus intéressante en tenant compte de plusieurs contraintes :

- Elle souhaite partir dans un pays où il fait chaud en Juillet/ Août,

- Le prix doit être le moins cher possible,

- Elle souhaite pouvoir faire une excursion dans la capitale du pays où elle se rend,

- Voici ses dates de congés : du 30/ 06 au 22/ 07,

- Les dates de congés de son conjoint : du 06/ 07 au 01/ 08,

- Elle souhaite partir au moins 10 jours (9 nuits),

- Elle souhaite partir en formule « tout compris » (repas, boissons et collations comprises),

- Elle a un enfant de 6 ans et serait souhaiterait que l'hôtel dispose d'un club d'animations pour les enfants.

Parmi toutes les brochures à votre disposition, quelle est celle qui semble la plus adaptée à ses envies ? »

NB thérapeute : Vous proposerez le tableau en correction de l'exercice si les patients n'arrivent pas à s'organiser pas bien pour trouver la solution.

Séance 15 : Fonctions exécutives

Tableau de correction : Brochure n° 5 avec un tarif moins cher : voyage au Maroc

	Brochure n°1	Brochure n°2	Brochure n°3	Brochure n°4	Brochure n°5
Pays où il fait chaud en Juillet/ Août	OUI	OUI	OUI	**NON**	**OUI**
Prix		1250 €			1100 €
Excursion dans la capitale		OUI	**NON**		OUI
Les dates de séjour coïncident avec vos dates de congés et celles de votre conjoint	**NON**	OUI			OUI
Séjour d'au moins 10 jours / 9 nuits		OUI			OUI
Formule tout compris		OUI	**NON**		OUI
Club d'animation pour enfants		OUI			OUI

ProCog SEP

Séance 16

Pluri fonctions

Flu'Anagrammes

« Ecrivez le plus de noms d'**arbres** possible vous venant à l'esprit, puis essayez de résoudre les anagrammes qui suivent. »

20 Min

....

....

....

1. C A I C A A : *acacia*

2. U L A U B E : *bouleau*

3. B A B A B : *baobab*

4. N E C H E : *chêne*

5. L A B R E E : *érable*

6. R E T H E : *hêtre*

7. S A L L I : *lilas*

8. R I L A U R E : *laurier*

9. A M O M I S : *mimosa*

10. L O I R I V E : *olivier*

11. L A M P I E R : *palmier*

12. P A N I S : *sapin*

13. TULILLE : *tilleul*

Flexibilité et autogénération

« Nous allons effectuer un exercice avec des chaînes de mots, en alternant entre différentes syllabes, deux dans un premier temps, puis trois par la suite. »

« Par exemple, si les syllabes suivantes sont proposées : FA / CRE. Il faudrait que vous répondiez : Fable / Crédit / Farce………. »

20 Min

Syllabes

(PA / MA) / (PE / TA) / (FI / RA) / (TRA / ME / FE) / (PAR / MO / DI) / (AU / VI / PO)

ProCog SEP

Séance 17

Pluri fonctions

OCCASION	OPP	*Opportunité*
	AUB	*Aubaine*
CANAPE	DI	*Divan*
	SO	*Sofa*
MARI	EP	*Epoux*
	CON	*Conjoint*
LIVRE	OUV	*Ouvrage*
	EC	*Ecrit*
METIER	PRO	*Profession*
	TR	*Travail*

« *Maintenant, à vous de trouver un à deux synonyme(s) pour chacun des mots suivants.* »

DOCUMENT : ....
(Papier, acte, copie,...)

DECIDER : ....
(Statuer, dire, trancher,...)

REUSSIR : ....
(Arriver, parvenir, gagner,...)

PUNIR : ....
(Sanctionner, réprimer, sévir...)

P'tit Bac

« Trouvez un mot appartenant à chacune des catégories et des lettres indiquées dans le tableau suivant. »

20 Min

LETTRE	M	F	P	C	T
DEFAUT	Méchanceté	Fainéantise	Paresse/ prétention	Colère	Têtu
MATIERE SCOLAIRE	Mathématiques	Français	Poésie	Calcul	Technologie
TITRE DE FILM OU DE DESSIN ANIME	Mafia blues	Folie des grandeurs	Pars vite et reviens tard/ paparazzi	Cendrillon	Titanic
OBJET QUI S'UTILISE EN CUISINE	Marmite	Fait-tout	Passoire	Cuillère	Tasse
QUELQUECHOSE QUI S'UTILISE GENERALEMENT EN ETE	Maillot de bain	Frisbee	Parasol/ paréo	Crème solaire	Tongs
ANIMAL DE LA FERME	Mouton	Faisan	Pintade	Cheval	Taureau

Séance 17 : Plurifonctions

157

ProCog SEP

Séance 18

Pluri fonctions

Langage contraint

« Donnez pour la colonne de gauche, un nom de pays par lettre, et pour la colonne de droite, un nom de ville par lettre. »

15 Min

A	Allemagne / Albanie	**A**	Arles / Athènes
B	Belgique / Biélorussie	**B**	Bologne / Bâle
C	Chine / Corée du Sud	**C**	Caen / Calais
D	Danemark / Djibouti	**D**	Digne / Dole
E	Ethiopie / Egypte	**E**	Epinal / Evian
F	France / Finlande	**F**	Frejus / Florence
G	Grèce / Grande-Bretagne	**G**	Grenoble / Gap
H	Honduras / Hongrie	**H**	Hambourg / Hanovre
I	Irlande / Islande	**I**	Issy-les-Moulineaux / Ivry
J	Japon / Jamaïque	**J**	Juan-les Pins / Jerusalem
K	Kazakstan / Kirghizistan	**K**	Kyoto / Kaboul
L	Lituanie / Lettonie	**L**	Lyon / Lens
M	Maroc / Mauritanie	**M**	Miami / Marseille
N	Namibie / Norvège	**N**	Nancy / Nantes
O	Ouganda / Oman	**O**	Orlando / Orléans
P	Portugal / Paraguay	**P**	Paris / Pékin
Q	Qatar	**Q**	Québec / Quimper
R	Russie / Roumanie	**R**	Roubaix / Rabat
S	Serbie / Suède	**S**	Sens / Stockholm
T	Turquie / Tunisie	**T**	Tunis / Tanger
U	Uruguay / Ukraine	**U**	Uzès /Upsala
V	Vénézuela / Vietnam	**V**	Venise / Vienne
W	___n'existe pas____	**W**	Washington / Watigny
X	___n'existe pas____	**X**	Xérès / Xertigny
Y	Yémen	**Y**	Yalta / Yport
Z	Zimbabwe / Zambie	**Z**	Zagreb / Zanzibar

Séance 18 : Plurifonctions

« Ecrivez le plus de noms de **légumes** possible vous venant à l'esprit, puis essayez de résoudre les anagrammes qui suivent. »

15 Min

....

....

....

....

1. A T R A C H U I T : *artichaut*

2. B R E I G A U N E : *aubergine*

3. G A S P R E E : *asperge*

4. C L O I R O B : *broccoli*

5. T R A T O E C : *carotte*

6. L E I R C E : *céléri*

7. L O I L T R I C E U : *citrouille*

8. M O R O N C B E C : *concombre*

9. D R I P E N A : *épinard*

10. T O I C R A H : *haricot*

11. V A T E N : *navet*

12. G I N N O O : *oignon*

13. R O I P E U A : *poireau*

14. R I P O V O N : *poivron*

ProCog SEP

Séance 19

Mémoire de travail

Numér'Attention :

« Vous allez devoir répéter, alternativement le numéro de
téléphone qui vous sera énoncé, ou parfois le numéro de
téléphone mais à l'envers.

10 Min

Lire les numéros à l'endroit, à raison d'un nombre par seconde.

Si la tâche semble trop complexe, il y a deux niveaux de difficultés :

▸ les numéros simples avec des doublons et / ou des chiffres des
dizaines.

▸ les chiffres de votre région où il faut ajouter à chaque série de trois
chiffres les indicatifs de votre localité. Si vous avez la série « 98
40 22 », à Nancy vous proposerez le numéro de téléphone suivant
: 03 83 98 40 20.

Items				Envers
		54	69	12	12 69 54
		85	11	80	80 11 85
		34	65	06	06 65 34
		75	26	02	02 26 75
		39	20	81	81 20 39
		87	26	10	10 26 87
		98	37	21	21 37 98
		98	35	72	72 35 98
		48	92	73	73 92 48
		48	52	10	10 52 48
		47	63	92	92 63 47
		84	71	47	47 71 84
		50	34	20	20 34 50
		56	79	02	02 79 56
		37	92	01	01 92 37
		48	50	25	25 50 48
		29	58	71	71 58 29
		12	71	69	69 71 12
		80	62	11	11 62 80
		06	22	65	65 22 06
		02	42	26	26 42 02
		81	97	20	20 97 81
		10	94	26	26 94 10
03	24	72	71	72	72 71 72 24 03
02	50	20	10	15	15 10 20 50 02
06	16	61	62	06	06 62 61 16 06
06	10	20	11	22	22 11 20 10 06
02	10	20	30	40	40 30 20 10 02
02	20	02	18	28	28 18 02 20 02
06	60	06	10	10	10 10 06 60 06
04	40	20	11	22	22 11 20 40 04
06	11	22	34	35	35 34 22 11 06
03	83	30	83	30	30 83 30 83 03
08	10	20	66	66	66 66 20 10 08
01	45	90	21	42	42 21 90 45 01
05	20	45	90	12	12 90 45 20 05
06	60	32	64	20	20 64 32 60 06
06	06	18	36	72	72 36 18 06 06
02	11	33	02	11	11 02 33 11 02

Mise à jour

« Au cours de cet exercice, l'objectif est de retenir la première lettre de la 1ère image, la 2ème lettre de la 2ème image, la 3ème lettre de la 3ème image..., et de reformer en associant ces lettres un nouveau mot. Exemple : **E**cureuil, b**A**llon et mo**U**ton forment le mot : EAU »

 15 Min

Eau

Ile

Cou

  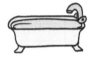

Main

Noir

Vache

Hibou

ProCog SEP

Séance 20

Mémoire de travail

« Lettres à jour »

« Vous allez devoir chacun votre tour, répéter la série de lettres qui vous sera énoncée, mais en la mettant à jour. Par exemple « ABC + 1= BCD ».

NB thérapeute, si l'exercice est trop difficile à l'oral, proposez le par écrit.

15 Min

SERIE DE LETTRES:

$$I S K - 1 = H R J$$

$$A B C D + 1 = BCDE$$

$$K O - 2 = I M$$

$$L H T + 2 = N J V$$

$$M S R + 2 = O U T$$

$$L S - 2 = J Q$$

$$L D I + 2 = N F K$$

$$X D H + 2 = Z F J$$

$$J E - 2 = H C$$

$$D T - 2 = B R$$

$$K A D T + 2 = M C F V$$

$$Z H J - 1 = Y G I$$

$$M P C D + 2 = O R E F$$

$$H E A C + 2 = J G C E$$

$$J A D C + 2 = L C F E$$

$$U E V - 1 = T D U$$

$$R Z O - 1 = Q Y N$$

$$P G D - 1 = O F C$$

$$K O - 2 = I M$$

$$J A P + 3 = L C R$$

$$K O - 2 = I M$$

$$M Z - 2 = K X$$

$$S G E + 2 = U I G$$

$$Q N E + 2 = S P G$$

$$K S A + 2 = M U C$$

$$M R - 2 = K P$$

$$V G - 2 = T E$$

$$G E T - 1 = F D S$$

$$H T U B + 2 = J V W D$$

$$J A C T + 2 = L C E V$$

$$U C R A + 2 = W E T C$$

$$M C P E + 2 = O E R G$$

$$P K M - 1 = O J L$$

$$N F D - 1 = M E C$$

Séance 20 : Mémoire de travail

A Contrar'Mots

Court / Long

Petit / Grand

Gentil / Méchant

Mince / Gros

Beau / Moche

Calme / Enervé

Jeune / Vieux

Fort / Faible

Absent / Présent

Bon / Mauvais

Malin / Bête

Chaud / Froid

Rapide / Lent

Propre / Sale

Couché / Levé

Bas / Haut

Doux / Dur

Mouillé / Sec

Heureux / Triste

Clair / Obscur

Etroit / Large

Nu / Habillé

Neuf / Usé

Séance 20 : Mémoire de travail

« Trouvez maintenant 5 autres paires »

Solutions possibles :

- ***Adroit / Maladroit***
- ***Ancien/ Nouveau***
- ***Premier / Dernier***
- ***Epais / Fin***
- ***Cru / Cuit***

« Maintenant, vous allez écouter trois mots, puis vous les répéterez en utilisant leurs contraires, par exemple, quand vous entendez « premier / grand / mince », vous devrez répondre « dernier / petit / gros. »

Court / Méchant / Bon	→ Long / Gentil /Mauvais
Petit / Gros / Chaud	→ Grand / Mince / Froid
Gentil / Moche / Jeune	→ Méchant / Beau / Vieux
Mince / Gros / Levé	→ Gros / Mince / Assis
Beau / Enervé / Rapide	→ Moche / Calme / Lent
Calme / Court / Bon	→ Enervé / Long / Mauvais
Jeune / Mauvais / Bas	→ Vieux / Bon / Haut
Fort / Long / Obscur	→ Faible / Court / Clair
Absent / Grand / Moche	→ Présent / Petit / Laid
Bon / Faible / Levé	→ Mauvais / Fort / Assis
Malin / Bête / Vieux	→ Bête / Malin / Jeune
Chaud / Méchant / Dur	→ Froid / Gentil / Doux
Rapide / Dur / Haut	→ Lent / Doux / Bas
Propre / Méchant / Bas	→ Sale / Gentil / Haut
Couché / Haut / Beau	→ Debout / Bas / Moche
Bas / Clair / Mince	→ Haut / Obscur / Gros
Doux / Bon / Fort	→ Dur / Mauvais / Faible

Printed in France by Amazon
Brétigny-sur-Orge, FR

20236484R00099